◎陆星　编著

蒜我神奇

SUAN WO SHEN QI

——探索有机黑蒜的营养奇效

TAN SUO YOU JI HEI SUAN DE YING YANG QI XIAO

江西科学技术出版社

图书在版编目(CIP)数据

蒜我神奇 : 探索有机黑蒜的营养奇效 / 陆星编著.
-- 南昌 : 江西科学技术出版社, 2018.4(2020.7 重印)

ISBN 978 - 7 - 5390 - 6313 - 3

Ⅰ.①蒜… Ⅱ.①陆… Ⅲ.①大蒜 - 食品营养 Ⅳ.
①R151.3

中国版本图书馆 CIP 数据核字(2018)第 068534 号

国际互联网(Internet)地址:

http://www.jxkjcbs.com

选题序号:ZK2018072

图书代码:B18031 - 102

蒜我神奇——探索有机黑蒜的营养奇效 陆星 编著

出版发行	江西科学技术出版社
社址	南昌市蓼洲街 2 号附 1 号 邮编:330009 电话:(0791)86623491 86639342(传真)
印刷	江西千叶彩印有限公司
经销	各地新华书店
开本	850mm × 1168mm 1/32
字数	130 千字
印张	5.5
版次	2018 年 4 月第 1 版 2020 年 7 月第 2 次印刷
书号	ISBN 978 - 7 - 5390 - 6313 - 3
定价	32.00 元

赣版权登字 - 03 - 2018 - 52

以诚结缘善行天下

韩昉书

△著名书法家韩昉先生题词

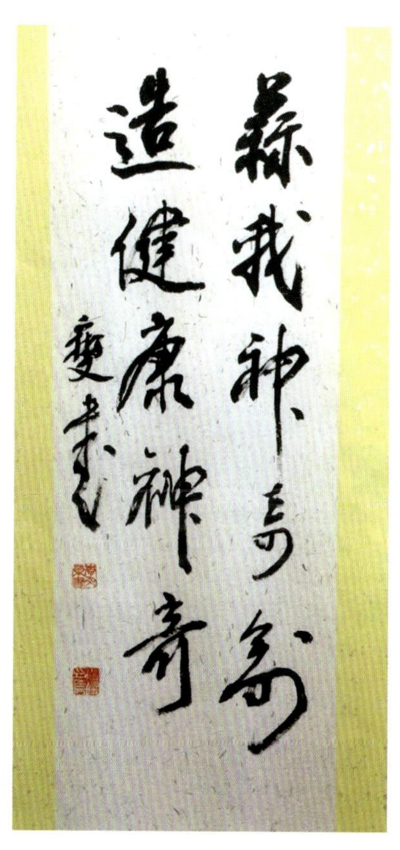

△著名文物鉴定家、书法家李文采先生题词

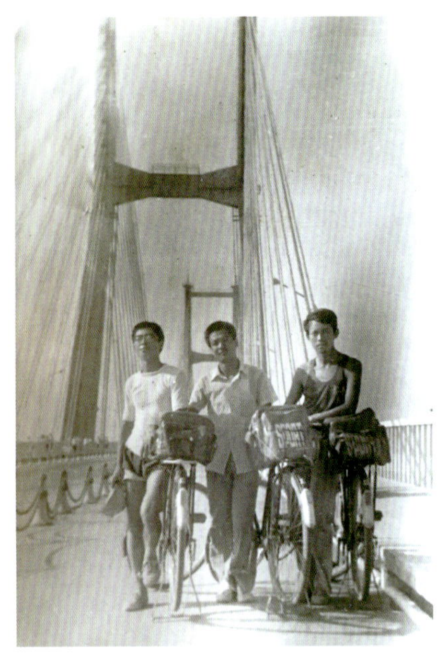

◁1984年8月作者（左一）与挚友一起骑自行车历经一千三百多公里从无锡到北京，途经济南黄河公路大桥时留影，包里装着一大串大蒜

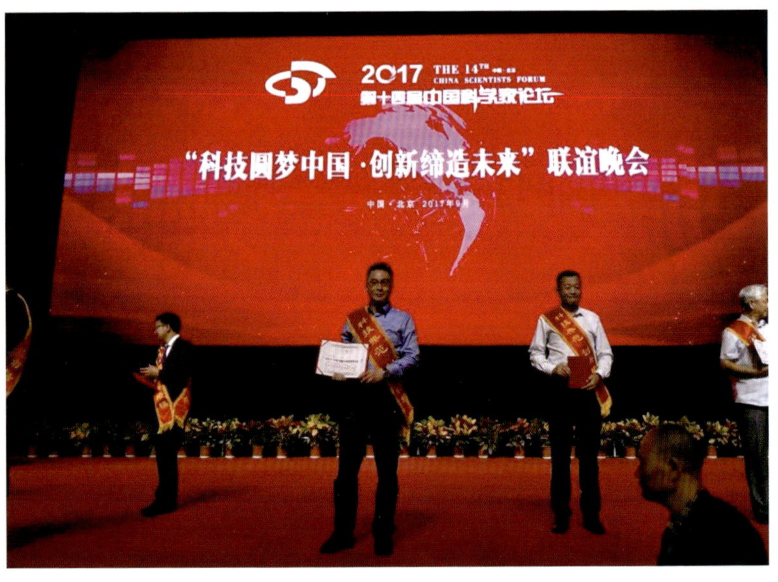

△作者（中）参加授奖仪式

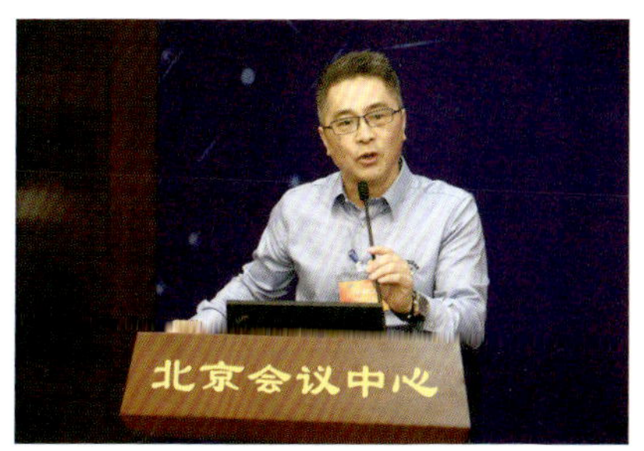

△作者在北京会议中心
作有机黑蒜市场报告

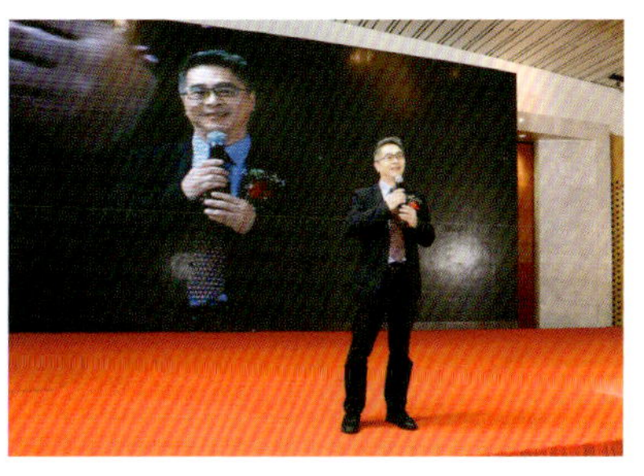

△作者在作有机黑蒜知识
专题报告

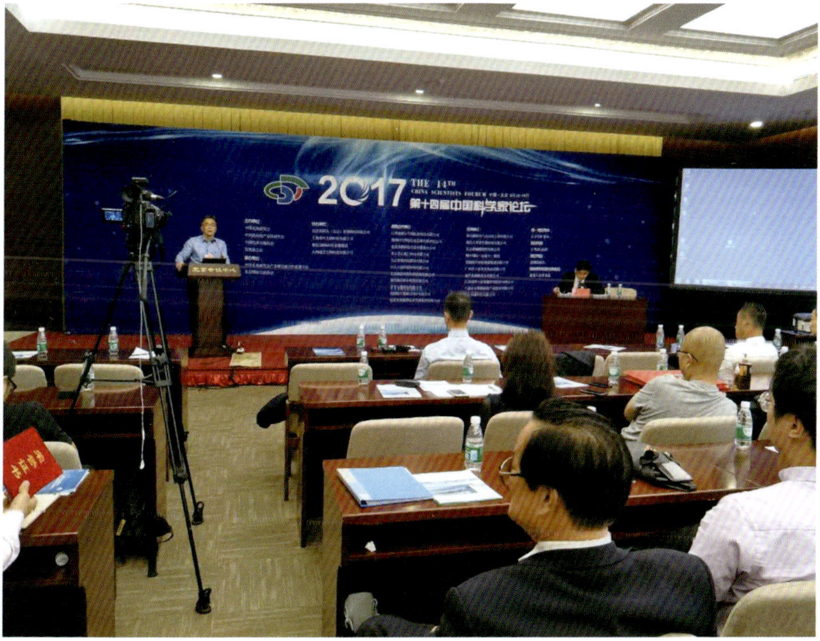

△作者在科学家论坛上发言

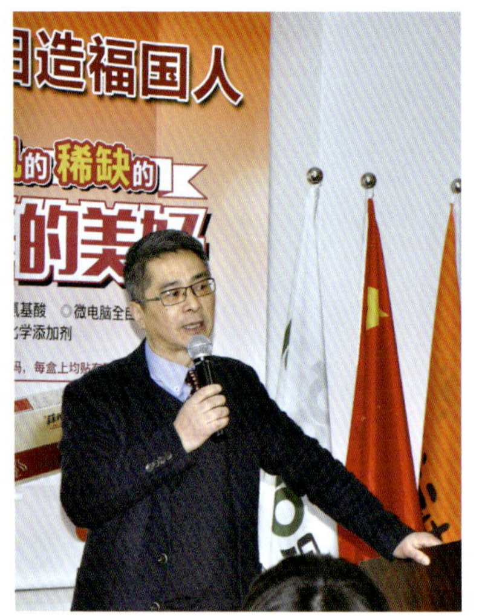

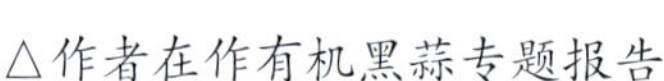

△作者在作有机黑蒜专题报告

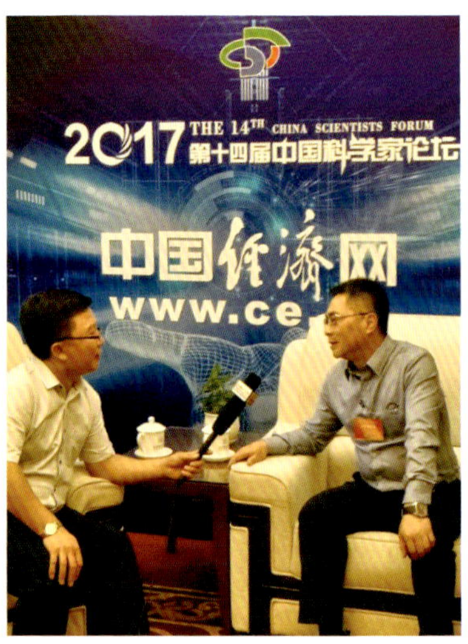

△作者接受中国经济网记者采访

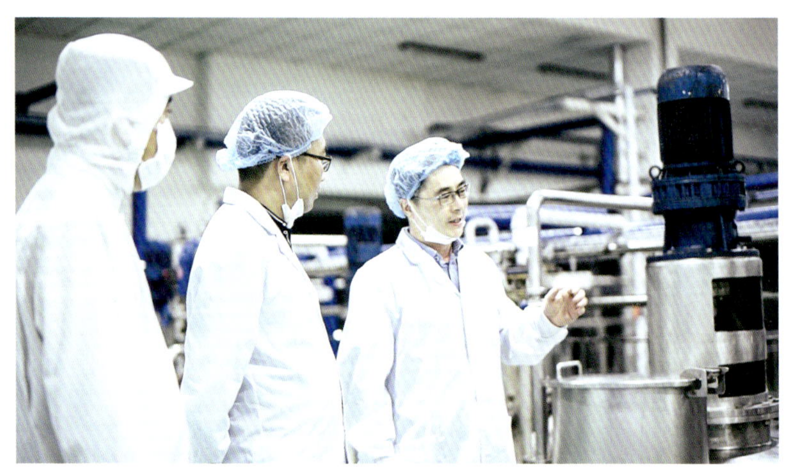

△作者（右一）在黑蒜提成车间视察

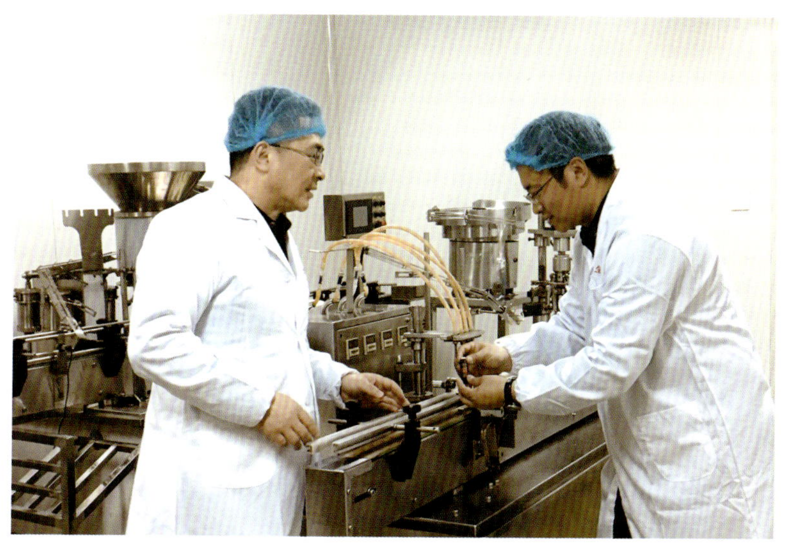

△作者（左）与助理人员在实验车间

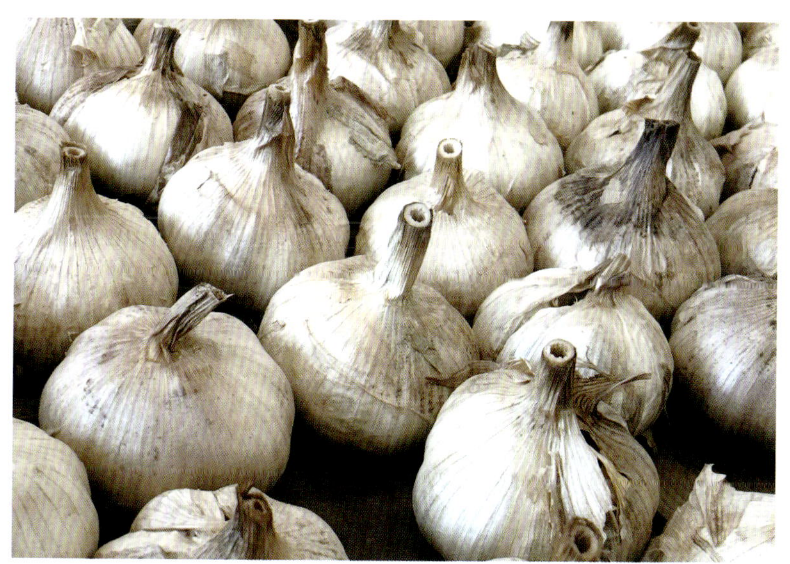

△带皮发酵的有机黑蒜从酶促褐变到熟化过程，具有一定生物活性的多酚类物质自身发生缩合反应而生成褐色物质

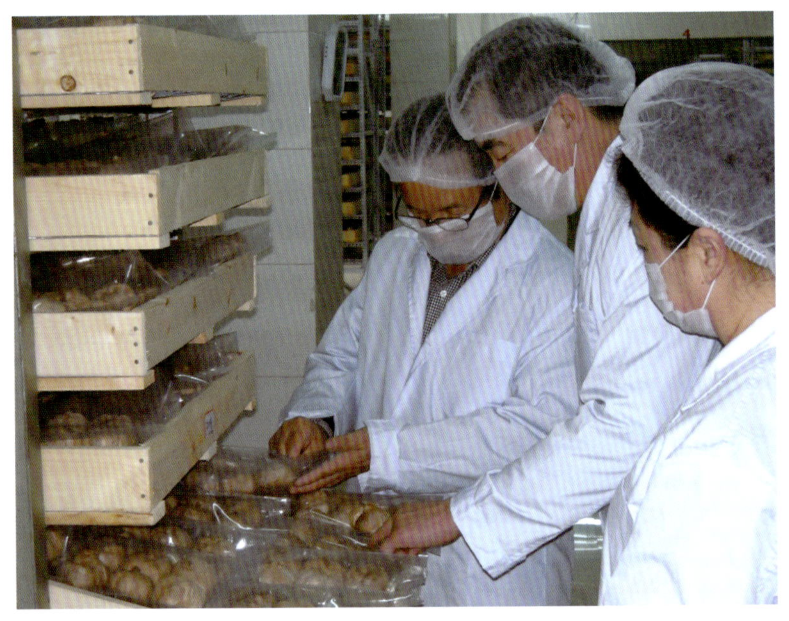

△检视有机黑蒜预包装产品

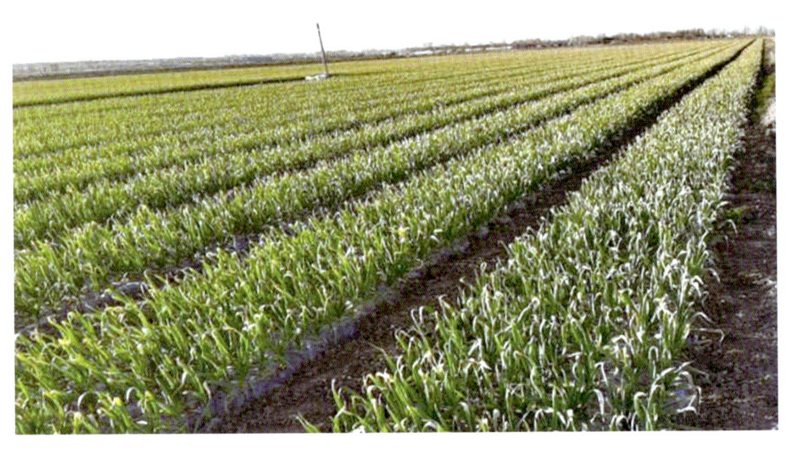

△长势喜人的有机大蒜种植基地

序一

——能当药物的食物一定是有机食物

胡　删

从南到北,大蒜是家家户户厨房里的必备用品,基本上每个人都知道大蒜有很多食疗功能,有着悠久的历史和广泛的应用,除了在医学临床上的应用,生活中也广为民众所推崇。然而我们大多数人对蒜的药用价值的认知和利用却难免局限。本书作者收集整理了大量有关蒜的资料,编辑成为生动丰富的科普知识,并且阐述了通过有机黑蒜将其有效成分最大化并高效利用,从而使更多人了解有机黑蒜独特的食疗功效,更好地提高自己和家人的健康水平。

大约在八年前,我在一家有机基地第一次看到黑蒜。基地老总告诉我,这是从日本学来的技术,将有机大蒜自然发酵,得到的黑蒜有很好的食疗作用;然后告诉我某某人得什么病,通过吃黑蒜现在已经康复了。虽然黑蒜有很好的食疗作用,但是要将其大量推广却不容易,因为现代人更相信那些化工制作的药物,对于食物的疗效,疑问多多。

当我再次相遇有机黑蒜是两年前,在一家有机山庄里,陆星先生找到我,与我谈黑蒜。在整个过程中,他如数家珍,把这么多年来运用黑蒜调理疾病的感受与感悟,一一道来。我问他为什么要选择有机大蒜来做黑蒜,这大大提升了产品成本。他直言,化学方式种植的大蒜,其真正有效成分会大打折扣,且种植过程中加入的一些不该加的抗虫抗害物质会残留在大蒜中。我的黑蒜是用来让人康复所用的,当然要选用最好的大蒜,才能发挥最有效的作用。选择用有机大蒜是保证品质最根本的良法。为了保证有机大蒜的质量,他亲自去考察有机大蒜基地,把控自然发酵环节。经过多年的坚持,有机黑蒜的康复效能被越来越多的人验证。今天欣喜地看到他将多年的经验以及国内外的相关资料毫无保留地总结成书分享给大家,我相信每一位看到这书的朋友,会对有机食物帮助我们康复有个新的认识。再一次验证,食物是最好的药物,能当药物的食物一定是有机食物。

2017 年 12 月 7 于杭州

胡删:新新生态推广中心主任;浙江大学有机文化研究所主任;"爱与幸福儿童有机生活体验班""有机生活·爱的希望"公益学习班活动的创办者和负责人;"11 月 17 有机日——让我们与地球同健康"运动发起者和负责人;著书《有机让生活更美好》《与身体讲和》。

序二

——健康事业是值得终生奋斗的事业

陈　贵

随着我国经济的快速发展和老龄化时代的到来，健康产业逐渐成为社会和资本关注的热门行业。据有关统计表明，在发达国家，健康产业增加值占 GDP 比重超过 15%。而在我国，仅占国民生产总值的4% ~5%，发展空间很大。国家卫生和计划生育委员会有关负责人表示，到 2035 年左右，我国健康产业的总产值将会达到 17 万亿美元，可能会占据 GDP 一半左右。

“民以食为先”。在中国人的观念里，“吃”与健康的关联度最大，从“吃”入手，从营养的均衡和健康入手，更容易唤起人们对健康的重视。近年来，市场上有各种五花八门的产品、理念和方法，很多是打着“健康”的旗号圈钱，并没有静下心来真正从健康、养生的角度去挖掘产品的价值，使其最大化，给消费者送去真正的健康。而要想在健康产业长久生存，做大做强，就必须从理念、产品、品牌、推广等多个方面提升水平。

陆星先生是我国“黑蒜”消费理念的先行者和倡导者，长期致力于有机黑蒜的研发和推广，创立了有机黑蒜“蒜我神奇”品牌，并推动其获得了良好的市场效益。在经营之余，陆星先生还把大量精力投入到有机食品和营养学知识的普及上,向消费者详细讲解黑蒜的健康价值,帮助消费者吃得放心,吃得明白。

这本关于有机黑蒜营养探索的书不仅是读者了解黑蒜营养的说明书和指导书,也是了解大蒜和黑蒜的有趣读本。尤其对于有机黑蒜的特点,本书做了详细的介绍。通过阅读本书,相信读者在了解黑蒜的营养价值之外,更能学到健康和养生的内在规律,以便更好地针对自身的身体特点,养成良好的饮食规律,保持膳食营养的均衡。

抓住健康产业即将腾飞的大好时机,这是有前景的事业;为更多的民众带去健康营养知识,这是有意义的事业;打造一系列产品,塑造一个响当当的品牌,将健康营养带到千家万户,这是值得为之终身奋斗的事业。健康产业就是这样的事业,值得倾注全身心的精力投入,也必将收获满满的喜悦!

希望有更多像有机黑蒜这样的优质产品进入寻常百姓家,为人民群众的健康带来更多福祉,为中华民族的伟大复兴注入更多力量!

陈贵:中国管理科学研究院副秘书长、企业管理创新研究所所长,《发现》杂志社社长,京 WORK－北京码头智库平台创始人。

前 言

说起我与蒜的缘分,可追溯于1984年的8月。

那年的夏天超乎寻常的炎热,也正值第23届洛杉矶奥运会举办期间。奥运会开幕那天,我和两位挚友骑着自行车厂赞助的28寸重磅自行车从无锡出发,赶在奥运会闭幕前到达了目的地北京。

途径山东省的一个村庄时,我看到了一串串的白色大蒜摆在道路边,想起父亲平时喜欢吃大蒜,就毫不犹豫地买了一大串,装进旅行包里,一路带到北京,又从北京带回家乡浙江安吉——一个竹林茂密、景色宜人的县城。当时出发时,父亲正好去市里开会了,所以对我骑车旅行的行为并不知情。半路上,父亲乘坐的吉普车与我相对而过。

一刹那,我看到端坐在副驾驶位置上的父亲那历尽沧桑的脸庞和身影,仿佛一颗高大而苍老的大树离我渐行渐远。

1984年1月10日傍晚,年仅47岁的母亲因患乳腺癌去世,那年我22岁,正在杭州市郊的一所院校进修。当时因母亲患癌症晚期,已遭受了长期的病痛折磨,全家无论在经济上还是精神上都几乎到了无助而崩溃的边缘。我相信心灵感应在血缘关系的亲人尤其是母子之间是存在的。第二天我就要参加考试了,而那天傍晚我的心情突然出现了无法言语的低落和沉重,仿佛一下子从万丈高空坠落到无底深渊,感到四周的空气凝重得让我喘不过气来。我不由自主地独自跑到了学校对面一个高高的山崖边,渐渐暗下来的天空中突然飘起了梨花般的大雪花，而同学拿着电报到处找我，电文上“母亡速归”四个字如尖刀一般深深地扎入我的心里。没多久，朋友开了一辆大货车来接我。天色已黑，雪花越来越大，道路上很快就铺起了厚厚的一层白雪。那年的雪真是大，据说是几十年来未见过的大雪，山里的雪都盖过膝盖了！开了两个多小时，汽车刚刚翻过“幽岭”盘山公路，后面的汽车就被雪困住上不来了。听姐姐说，母亲临终前叫着我的小名，却来不及见我最后一面。母亲去世后的整个冬春季，我都不知道是怎么过来的，父亲一下子变苍老了。当年母亲在被诊断为乳腺癌后做了手术，又进行了放疗，后来那些在肿瘤医院和母亲一样患乳腺癌的病友们纷纷离世，而母亲一直在承受着病魔的折磨，至今我脑海里还常常闪现出母亲在杭州半山肿瘤医院门口目送我离开的身影。我不知道该怎么去面对失去慈母的现实，失去亲人的痛苦始终缠绕着我而无法解脱。

由此，我萌发了假期里骑单车旅行的想法。这个想法得到了两位挚友的响应。暑假来临时，于是有了这次行程一千多公里、为期十一天的自行车穿越长江黄河，一路北上的旅行。正好洛杉矶奥运会结束了，我们也终于到达了从小梦想憧憬的目的地——北京。傍晚6点，三辆自行车仿佛三匹战马，在金光夕照的晚风中，穿越了整条长安街。面对庄严的天安门，我们挥手致礼，终于实现了少年的夙愿。

这次途中为父亲买大蒜便是我与大蒜的第一次结缘。

而第二次与大蒜亲密接触，确切地说已经是和有机黑蒜亲密接触了。那是20多年后，我在北京从事荒漠经济项目的开发，因工作的关系接触到有机黑蒜。从此，便与这个黑乎乎的东西结下了不解之缘。随着探究的深入，发现其营养价值远远超出了我们平时的理解和想象，似乎覆盖在她身上的一层层神秘的面纱，让我们仿佛永远无法得知她还有多少神奇的故事，加上几乎每天都有用户传来的因为服用了黑蒜之后身体大为改善的好消息，我为之神奇的功效而被深深触动。刚开始,我让我太太服用有机黑蒜是希望增强她的体质,提高免疫力,没想到服用了一个多月后,困扰她八年多的咳嗽不息的慢性咽炎神奇地消失了;三个月后,原本冬季寒湿就疼痛起来靠扶墙而行的膝关节,竟然也不疼了,走起路来特别有力。由于她一直都在服用有机黑蒜,所以这些原来一直困扰她的问题,至今都没有再发生。

更多的甚至有些称之为疑难杂症的症状,竟然在服用有机黑蒜的过程中变得无影无踪。我们常见的一些疑难杂症在药物治疗上难以解决,然而在营养治疗中却神奇地得以改善甚至得以康复,像炎症如皮炎、咽喉炎、鼻炎、肠炎等,在黑蒜服用者中都有显著的改善现象。世界卫生组织认定为一类致胃癌因子的幽门螺旋杆菌(HP),在我国的感染率高达60%以上。据统计数据显示,约90%以上的十二指肠溃疡、70%以上的胃溃疡和60%的胃炎都存在HP感染。在2016年全球胃癌新增人群中,我国每年新发胃癌病例为68万例,占全球发病的一半左右,且大部分患者诊断时已为进展期胃癌,其中一个原因就是感染幽门螺旋杆菌。在解决幽门螺旋杆菌时,一方面,抗生素有很大的副作用;另一方面,孩子感染了还不能轻易使用抗生素治疗。那怎么办呢?经过发酵氧化而成的黑蒜,它含有的大蒜素能够抑制幽门螺旋杆菌(HP),并且还可以起到修复胃黏膜作用,还没有任何副作用,而平时经常服食,就可以很好地预防HP感染。因此,可以说有机黑蒜是肠胃疾病的克星,是预防幽门螺旋杆菌的极为方便有效的药食同源的食物。

蒜者,善也;大蒜,乃大善也。自从两千多年前张骞从西域带回珍贵的大蒜以来,大蒜这一宝贝,就为我泱泱华夏人民的健康做出了巨大贡献。对于大蒜及其产品的应用和研究,我坚信这是一生都值得为之付出的事业,是益己施人、造福人类的事业。更重要的是,迄今为止,关于大蒜知识方面的书籍已很多,然而,黑蒜作为一种通过现代食品发酵技术并且使其营养价值高效衍生而来的健康食品,除了一些科研资料和网上各种有关黑蒜的文字及视频介绍外，国内尚未有关黑蒜的专门书籍。这些年来，我在研究的同时奔波于市场一线，随着越来越多的黑蒜服用者身体得到改善的反馈信息，感到很有必要整理和编写有关黑蒜的相关资料，使大家对这个充满神秘感的黑色食品有一个相对比较全面的了解和认识，从而进一步揭开黑蒜的神秘面纱。

在学习、实践的过程中，我们对现在的食品安全，以及食品原料种植环境都有了更加深刻的了解和思考，比如为什么要选择有机食品，因此对黑蒜的原材料选择以及加工过程的流程控制与管理都极其重要，所以在书中也有这方面的描述。

编著本书，也在于抛砖引玉，如能让读者对黑蒜这样的新食品的了解有参考和借鉴之处，便十分欣慰。当然，由于资料和水平有限，难免有局限和不当之处，欢迎各位专家学者和广大读者提出宝贵意见，为我们今后的实践和研究提供更多更好的依据，让我们的健康食品、功能性食品的研究走得更远，更能造福于大众。

本书的编著，得益于国内外众多专家学者的研究资料，以及给予提供素材的各位老师和朋友。感谢我尊敬的王博英教授，王晓菲、汤延华夫妇，生物科研专家王海明先生，以及日本友人、黑蒜专家谷口教授的热忱帮助，感谢北京于飞老师翻译了部分日文资料，感谢大量有机黑蒜服用者为我提供了第一手的体验资料，特别感谢我太太卢霞在我研究和推广有机黑蒜的过程中所给予的鼓励与支持，感谢我们勤勉努力的研发人员，感谢一起奔波在市场一线不辞辛苦的同仁们，感谢中国“有机第一人”、以一份敬恭桑梓之情倡导有机生活、奉献大爱的胡删老师以及中国管理科学研究院副秘书长陈贵先生百忙之中为本书作序，感谢中国抗癌协会康复会戴向前老师为市场调研计划的实施所提供的帮助。

陆　星

目录

第一章　神奇的物种——大蒜史话

一、神奇的物种——大蒜

大蒜全身都是宝，是老百姓餐桌上不可或缺的辛香调味品，既增鲜美味佳肴，同时还有很高的营养价值和药用功效，被誉为“植物黄金”。“好庄稼离不开勤劳汉，好厨子离不开葱姜蒜”“大蒜是个宝，常吃身体好”“吃肉不吃蒜，营养减一半”“大蒜上街，药铺打烊”“有了三瓣蒜，痢疾好一半”“春食苗、夏食苔、常食根”，这些民谚，充分说明了大蒜在烹饪，饮食及药用方面的作用。据《本草纲目》记载，大蒜“归五脏，散痈肿䘌疮，除风邪，杀毒气。下气，消谷，化肉。去水恶瘴气，除风湿，破冷风，烂痃癖，伏邪恶，宣通温补，疗疮癣，杀鬼去痛。健脾胃，治肾气，止霍乱转筋腹痛，除邪祟，解瘟疫，疗劳疟冷风，傅风损冷痛……”

二、大蒜史话

公元前4600年，埃及法老胡夫就要求在给建造金字塔的奴隶的饮食中加入大蒜，用来增加体力，预防疾病。由于大蒜一度供应中断，法老胡夫不得不花费重金购买大蒜。医典《埃伯尔斯药方集》也记载了大蒜的药用价值，大蒜因滋补强身和解除疲劳的特效而被广为推崇。古埃及人认为大蒜是力量和勇气的象征与源泉。

正因为如此，大蒜成为古埃及时期每个家庭的必备食物。

相传4500年前，古巴比伦国王食蒜成癖。据史料记载，这位国王命令臣民向王宫进贡大蒜以满足他的饮食之乐。

古希腊医生最早使用大蒜治疗疾病。公元前460—前375年，古希腊医学家希波克拉底将大蒜用于治疗肠胃和肺部疾病，并用大蒜刺激女性以使其月经来潮。古希腊人还把大蒜当作健美健身食品，古希腊运动员通过服食大蒜来祛病健身在当时广为盛行。古希腊的大力士在参加古老的奥林匹克运动会时，总要在竞赛前咀嚼大蒜瓣，以增加力量和勇气。当时的希腊各地流行斗鸡，人们喜欢给斗鸡喂足了大蒜，以提高斗鸡的战斗力。可以这样理解，古希腊人认为服食大蒜能够激发人以及动物的力量、勇气和潜能。

印度是一个能歌善舞的民族，古印度人经常吃大蒜来增加体力，使声音更加洪亮，使智力更加发达。印度医学创始人查拉科认为大蒜的实用价值比黄金还高。可见印度民族对大蒜的喜爱程度。

2100年前，凯撒大帝远征欧非大陆时，命令士兵每天服一头大蒜以增强气力，抵抗疾病。时值酷暑，瘟疫流行，对方士兵得病者成千上万，而凯撒的士兵无一人染上疾病。凯撒大帝仅用短短的几年时间便征服了整个欧洲，建立了当时最强大的古罗马帝国。

第一次世界大战中，大不列颠帝国的军需部门曾购买十吨大蒜榨汁，作为消毒药水涂于纱布或绷带上医治枪伤，以防细菌感染。大蒜被誉为“战场救命素”，挽救了几十万伤员的生命，在战争史上创造了救死扶伤的奇迹。

第二次世界大战中，由于药品的严重缺乏，许多国家的军医都使用大蒜为士兵治疗伤口。当时，前苏联誉称大蒜汁为“天然盘尼西林”，将大蒜作为战时抢救药物发至野战部队医院。

西班牙每年都要举办大蒜狂欢节。意大利的威尼斯人因喜欢吃大蒜而使得威尼斯成为著名的无流感城市。

在我国近代抗日战争的艰苦岁月中，八路军和新四军的军医也曾用大蒜防治感冒、疟疾及急性胃肠炎等疾病，增强了革命战士的体质。可见大蒜在药物匮乏的战争年代，对救死扶伤所做的巨大贡献。

三、科学家们从来没有停止对大蒜的研究

1892 年，德国化学家塞姆乐做了大量的大蒜实验，研究大蒜气味以及大蒜的功效，认为大蒜中的有效成分基本上都是芳基系列挥发油，其中占大蒜有效成分六成以上的二烯丙基三硫醚与大蒜的臭气相似，便认为二烯丙基三硫醚是大蒜的主要有效成分。

德国科学家伦多克威斯特将大蒜根茎浸泡在酒精溶液里，然后用醚稀释提取液，分离出沉淀物后再提纯，得到了碳水化合物结晶，他将这种结晶命名为“蒜氨酸”。尽管当时的提纯不够纯粹，含有杂质很多，但已在原来对大蒜基本成分认识的基础上有了很大的突破。

瑞士学者斯特尔的研究进一步揭开了大蒜的秘密。斯特尔在大蒜中提取出了一种酶，并将这种酶命名为“蒜酶”。通过实验发现，蒜氨酸与蒜酶可以在十五分钟内完成全部的化学反应。斯特尔的研究说明了大蒜中的蒜氨酸和蒜酶发生反应产生了蒜素，正是蒜素决定了大蒜的效果。

1944 年，意大利化学家加瓦利特和保加利亚比特科夫教授把大蒜的酒精提取液真空蒸馏，结果得到了与蒜氨酸不同的无色、容易发生化学变化的不稳定精油——蒜素（Allicin）。正是大蒜中这种极富药用价值的大蒜挥发油蒜素，浓缩了大蒜中最有药用价值的几十种硫醚化合物、酶类、苷类、肽类，以及锌、硒、锗等微量元素。蒜素对防治心血管疾病、脑血管疾病、癌症、糖尿病等非常有效，极具药用价值。蒜素直到 20 世纪 80 年代才被意大利科学家精纯的

提取,并迅速在欧美风靡开来。但由于这种挥发油含量少,提取工艺难,稀缺而珍贵,被人们誉为"植物黄金"。

印度医学创始人查拉克说,"大蒜除了讨厌的气味之外,其实际价值比黄金还高"。

1973 年,印度科研专家通过实验表明,蒜素能显著增加正常人和冠心病患者的纤维蛋白溶解活性。正常人服用蒜素 0.2 毫克/天,三个月后,纤维蛋白的溶解活性可达到 205 单位,而服用前只有 89.5 单位。对陈旧性心肌梗死患者进行蒜素临床应用观察,三个月后,发现患者的纤维蛋白溶解活性增加 95.5%,而"安慰剂组"仅增加 24%。这说明蒜素对心肌梗死有良好的疗效。

1993 年,美国医生瓦萨夫斯基在《美国医学会杂志》上发表文章,用调查数据表明每天服用半头至一头蒜,可以降低胆固醇水平 9%。

大蒜、卷
心菜、大豆、生
姜、水芹科目蔬菜
(胡萝卜、芹菜、咸草等)
具有抗癌
可能性的
重要食品
油菜科目蔬菜(花椰菜、花菜、
甘蓝等)茄子科目蔬菜(西红柿、茄
子、柿子椒)橘柑类(橙子、柠檬、葡萄
柚)洋葱、茶叶、郁金根粉、全粒小麦、糙米
香瓜、紫苏、龙蒿、燕麦、牛膀、百里香、丝葱、
迷迭香、鼠尾草、苦菊、紫苏叶、马铃薯、大麦、浆果

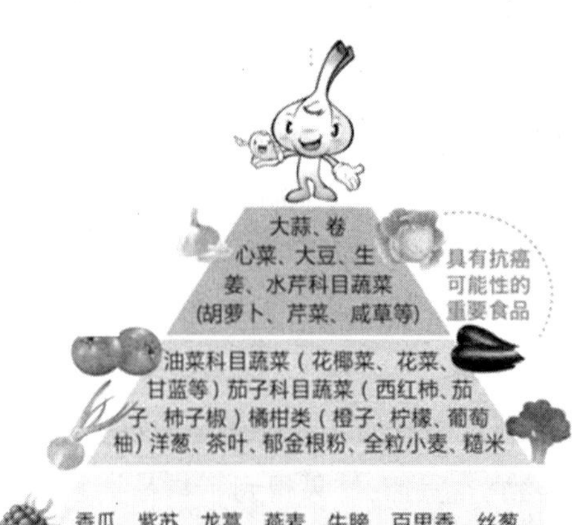

大蒜在 2012 年被美国《时代周刊》评为十大健康产品之一。美国国立癌症研究所发表的 *Designer Foods Program* 中,大蒜位列被认可的 48 种抗癌食品之首。

2015 年美国《线体》杂志将大蒜列为 10 种超级食物之一，认为大蒜是抵御疾病的有力武器，可以大大抑制大肠杆菌等细菌增长，起到消炎、降低胆固醇和血压的作用。

美国阿拉巴马大学的研究者们发现，大蒜中富含的有机硫化物蒜素和其他活性物质在人体代谢过程中能产生使人体血管放松的硫化氢，并因此而降低血压。

法国和德国都可以称得上是“大蒜王国”。世界上首家专业的大蒜研究所在德国。德国大蒜研究所认为大蒜含有 400 多种有益人体健康的物质成分，是人类健康长寿的重要食物。该研究所的研究表明，大蒜的营养价值要高于人参，可列为保健品之首。在德国，几乎每个人都喜好吃大蒜，大蒜在德国的年消费量在 8000 吨以上。而法国每年都要举办大蒜集市，集市一天就要消费大蒜 150 多吨。

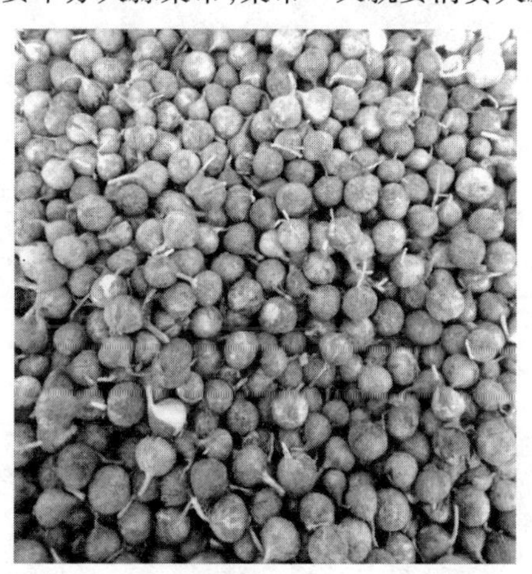

紫皮独头蒜

（图片提供：loboho 乐百岁）

以色列魏茨曼科学研究所生物学家米尔曼率领的科学小组复制了蒜素，将其合成并稳定住那些起关键作用的易挥发物质。他们用合成物在白鼠身上进行实验，得出的初步结论认为，蒜素在预防高血压、治疗糖尿病、治愈腹泻、降低心脏病突发危险和杀死癌细胞等方面有极好的效果。他们还发现蒜素能控制体重，不让体重过分增加或过分降低。以色列人喜爱大蒜，在他们看来，大蒜几乎无所不能。

我国的专家学者也一直致力于对大蒜的研究，并为此付出了艰辛的劳动，从古到今都有大量的文献论述和研究成果涌现。

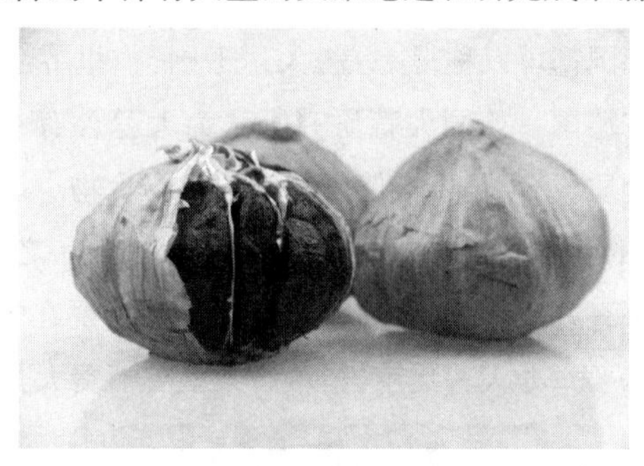

发酵熟成黑蒜

（图片提供：loboho 乐百岁）

第二章　蒜的药理作用

一、了解大蒜

自古以来,关于大蒜的药用价值有许多的描述。植物学中,大蒜的学名为 *Allium sativum*。大蒜系百合科葱属一年生或二年生草本植物,其地下球状鳞颈,我们称之为蒜头。中国原产有小蒜,蒜瓣较小,大蒜原产于欧洲南部和中亚,最早在古埃及、古罗马、古希腊等地中海沿岸国家栽培,古称葫,又称葫蒜。汉代由张骞从西域引入中国陕西关中地区,后遍及全国。中国是世界上大蒜栽培面积最大、产量最多的国家之一。大蒜易种易活,人类种植和食用的历史悠久。中医认为,大蒜辛温,归于肺、脾、胃经。大蒜气味辛辣,是生活中常用的烹饪佐料,也是公认的健康食品。大蒜按外皮颜色可分为白皮蒜、紫皮蒜、黑皮蒜等,其中白皮蒜和紫皮蒜比较常见。按蒜瓣来分,有多瓣蒜和独头蒜。一般来说,和白皮蒜相比,紫皮蒜口感更辛辣,活性成分蒜素含量相应更高,抑菌效果似乎更明显。

汉代王逸所著的《正部》记载:“张骞使还,始得大蒜、苜蓿。”

范晔《后汉书》载:“华佗见一人病噎,食不得下,令取饼店家蒜齑大酢二升饮之,立吐一蛇。病者悬蛇于车,造佗家,见壁北悬蛇数十,乃知其奇。”又夏子益《奇疾方》载:“人头面上有光,他人手近之如火炽者,此中蛊也。用蒜汁半两,和酒服之,当吐出如蛇状。观三书所载，则蒜乃吐蛊要药，而后人鲜有知者。”

《中国实业志》载：“蒜一身殆无不可食，而与有腥气之肉类，共煮之，可以除腥气。”大蒜既可生食、捣泥食、煨食、煎汤饮，也可入馔。

《农桑通诀》载：“按诸菜之荤者，唯宜采鲜食之，经日则不美，唯蒜虽久而味不变，嫩茎亦可为蔬。”

《日华子本草》载：“健脾，治肾气，止霍乱转筋、腹痛，除邪辟温，疗劳疟、冷风、痃癖、温疫气，敷风损冷痛，蛇虫伤，并捣贴之。”

《名医别录》载：“散痈肿疮，除风邪，杀毒气。”

《本草纲目》载：“味辛性温，辛温能辟恶散寒，性烈走窜，无处不到。”“其气熏烈，能通五脏，达诸窍，去寒湿，辟邪恶，消痈肿，化症积肉食，此其功也。”又载：“散痈肿、除风邪、清毒气、除风湿、疗疮癣、固肾气、兴阳道，止霍乱、解瘟疫、祛寒痰、解水恶瘴气。”“葫，大蒜也……”元代农学家王祯称之云：味久不变，可以资生，可以致远，化臭腐为神奇，调鼎俎，代醯酱，携之旅途，则炎风瘴雨不能加，能餲腊毒不能害，夏月食之解暑气，北方食肉面，尤不可无，乃《食经》之上品，日用之多助者也。”李时珍将大蒜内服称之为“内灸”。书记载：古时曾有人患痃癖症，腹内有条索结节肿块，久不能愈。某日患者梦一仙人指点，让他日食大蒜三颗。患者初服时眩晕欲睡，呕吐呃逆，下腹部灼热如火。后有人告诉他取蒜数瓣，连皮切成头尾两段吞服，并说这就是“内灸”法，如法用之，效果果然显著，患者不久即病患痊愈。《本草纲目》中还多有记载用隔蒜灸法治疮疡的病例。

《滇南本草》载：“祛寒痰，兴阳道，泄精，解水毒。”

《新修本草》载：“下气，消谷，化肉。”

孙炎《尔雅正义》载：“帝登山遭莸芋毒，将死，得蒜啮食乃解，遂收植之，能杀腥膻虫鱼之毒。”又孙愐《唐韵》载：“张骞使西域，始得大蒜种归。”

宋代宋庠《噪雀》诗句:楚雀乘春猌猌飞,蒜头椒目稟生微。

《食疗本草》载:“除风,杀虫、毒。治蛇咬疮,取蒜去皮一升,捣以小便一升,煮三、四沸。通人即入渍损处,从夕至暮。初被咬未肿,速嚼蒜封之,六、七易。”

清代王士雄《随息居饮食谱》载:“生者辛热,熟者甘温,除寒湿,辟阴邪,下气暖中,消谷化肉,破恶血,攻冷积。治暴泻腹痛,通关格便秘,辟秽解毒,消痞杀虫。外灸痈疽,行水止衄。”

二、大蒜的主要成分

大蒜的主要成分到底有哪些呢?大蒜的营养成分极其丰富,包括蒜素、β－胡萝卜素、维生素、蒜酶以及硒、镁、锗、钙、锌等微量元素。迄今为止,人们对大蒜的了解还在不断的探究,还有许多的衍生成分不为人知。根据美国农业部网站公布的2010年美国农业部国家营养标准参考数据库关于大蒜基本营养组成表(表2－1),我们可以了解到它的营养物质基本构成。

表2－1　大蒜(蒜头)基本营养组成表(100克)

热量(千焦)	623	维生素 B_1(毫克)	0.2(15%)	钙(毫克)	181(18%)
蛋白质(克)	6.39	维生素 B_2(毫克)	0.11(7%)	镁(毫克)	25(7%)
脂肪(克)	0.5	维生素 B_3(毫克)	0.7(5%)	铁(毫克)	1.7(14%)
碳水化合物(克)	33.06	维生素C(毫克)	31.2(52%)	锰(毫克)	1.672
膳食纤维(克)	2.1	维生素 B_5(毫克)	0.596(12%)	叶酸(微克)	3(1%)
维生素A	9	维生素E(毫克)	0.08	锌(毫克)	1.16(12%)

续表

维生素 B_6（毫克）	1.24（95%）	胆固醇（毫克）	0	铜（毫克）	0.299
β－胡萝卜素	5	钾（毫克）	401（9%）	磷（毫克）	153（22%）
维生素 A 当量（微克）	66.6	钠（毫克）	17（1%）	硒（微克）	14.2

注：括号中百分比数字是指100克大蒜中该营养素的量占美国FDA成人每日推荐摄入量（FDI）的相对百分比。根据美国食品和药物管理局（FDA）对各种营养物质的"成人每日推荐摄入量（RDI）"，我们可以看到每天吃大蒜100克，就可以满足人体每日95%的维生素 B_6 和52%的维生素C的基本需求。

国内一份报告显示，大蒜新鲜鳞茎每100克含蛋白质4.4克，碳水化合物23克，脂肪0.2克，粗纤维0.7克，灰分1.3克，钙5毫克，磷44毫克，铁0.4毫克，硫胺素（维生素 B_1）0.24毫克，核黄素（维生素 B_2）0.03毫克，烟酸（维生素 B_3）0.9毫克，抗坏血酸（维生素C）3毫克。大蒜所含挥发油内含蒜素、大蒜辣素、多种烯丙基、丙基及甲基组成的硫醚化合物，此外还含有大蒜辣素和硫胺素反应后的产物大蒜硫胺素、多种γ－谷氨酰肽。γ－谷氨酰肽水溶性好，在血液中稳定性高，具有降血压、提高记忆力、抗疲劳、抗抑郁、抑制肿瘤生长等生理功效。

日本科学技术厅、资源调查所发表的《日本食品标准成分表》显示，和其他蔬菜类食物相比，大蒜所含的热量、无机盐、维生素多到惊人的程度。比如热量比较，每100克中，白菜是50焦耳，长葱是113焦耳，而大蒜是577焦耳。表明大蒜含更多能够产生热量的碳水化合物和蛋白质。大蒜所含有的无机盐含量也比其他蔬菜要高出许多，并且含有丰富的维生素 B_1、维生素 B_2 和维生素C、纤维素及硒、锌、镁、钾、锗等微量元素。

（一）蛋白质

大蒜中的蛋白质含量相比其他蔬菜要高很多，组成大蒜蛋白质的氨基酸中有很多是谷类蛋白质中缺乏的人体必需氨基酸。根据韩国公布的显示大蒜氨基酸含量的一份资料，如表 2－2 所示，我们可以看出其氨基酸含量丰富。

表 2－2　大蒜氨基酸含量

氨基酸	含量（毫克/100 克）	氨基酸	含量（毫克/100 克）
异亮氨酸 Lle	110～150 毫克	缬氨酸 Val	190～250 毫克
亮氨酸 Leu	190～260 毫克	组氨酸 His	100～130 毫克
赖氨酸 Lys	220～290 毫克	精氨酸 Arg	990～1300 毫克
蛋氨酸 Met	52～70 毫克	α～亚麻酸 Ala	160～220 毫克
半胱氨酸 Cys	76～100 毫克	天门冬氨酸 Asp	470～630 毫克
苯丙氨酸 Phe	140～190 毫克	谷氨酸 Glu	720～960 毫克
酪氨酸 Tyr	130～170 毫克	甘氨酸 Gly	140～180 毫克
苏氨酸 Thr	140～190 毫克	脯氨酸 Pro	140～180 毫克
色氨酸 Trp	70～94 毫克	丝氨酸 Ser	150～210 毫克

（二）水分与糖

大蒜中水分含量在 60% 左右，与同属百合科类蔬菜的葱和洋葱相比，含量略低。每 100 克大蒜中，糖类的含量是 34 克，超过葱的含量。大蒜中的糖类是葡萄糖、果糖、麦芽糖等，大部分都是具有菊粉构造的低聚果糖。

（三）维生素

大蒜中的维生素含量比其他蔬菜高很多，特别是维生素 B_1 含量非常丰富。

（四）蒜氨酸

蒜氨酸是大蒜独有的最原始、最重要的含硫有机成分，以稳定无味的形式存在于大蒜中，进入人体内后转化为蒜素。蒜素作用全面，在体内与维生素 B_1 结合形成蒜硫胺素，可以促进人体新陈代谢。它还具有加强肌肉耐力、抗压、降低胆固醇、抗癌、延缓更年期、促进母乳分泌、抗结核、降血压、抗肠胃疾病、扩张末梢血管、抗神经痛、抗疲劳、增强体力、促进生长等功效。

（五）蒜酶

蒜酶是大蒜中的主要活性酶。在酶和水的作用下，蒜氨酸大部分能够被转化为大蒜辣素。

（六）蒜素

蒜素（Allicin）又名大蒜新素，是百合科葱属蒜的鳞茎中的主要有效成分，为大蒜辣素在介质中进一步分解的产物。其化学名为二烯丙基三硫化物（$CH_2=CH-CH-S-S-S-CH=CH_2$）。蒜素具有较强的杀菌力，广谱的抗菌性，被誉为“天然的广谱抗生素”。蒜素作为天然活性药物，其临床价值引起国内外专家学者的广泛关注。我国医学科研工作者也对蒜素进行了深入的研究。一份来自国内医学学报上的资料显示，蒜素在临床应用方面的研究进展，对蒜素具有抗肿瘤、抗炎、抗衰老、抗微生物、抗溃疡、抗氧化、提高机体免疫力等多种临床应用进行阐述，说明蒜素具有广阔的应用前景。

（七）肌酸酐

蒜氨酸中的成分，有助于增强肌肉的力量和促进生长发育。

（八）腺苷酸

腺苷酸具有防止血液凝固的作用。纤维蛋白是可以凝固血液的成分，而腺苷酸则可以阻止血液凝固。因此腺苷酸可以预防心脑血管疾病，这种物质在生大蒜和熟大蒜中都含有。

（九）超氧化物歧化酶（SOD）

大蒜富含超氧化物歧化酶，能消除人体在新陈代谢过程中产生的有害物质，清除体内过多的活性氧自由基，延缓衰老，提高人体免疫力。

（十）有机硒

大蒜是蔬菜中含硒量最高的，它在土壤中有富集硒的作用。硒是谷胱甘肽过氧化物酶的组成成分，这种酶具有抗氧化功能，可清除体内脂质过氧化物，阻断活性氧和自由基对机体的损伤。硒和维生素 E、β－胡萝卜素搭配可以增强人体免疫功能、抗氧化、延缓衰老，并能有效抑制肿瘤生长，对手术和放化疗治疗后的患者有很好的辅助改善作用。

（十一）有机锗

大蒜中有机锗含量丰富。有机锗化合物对受伤的免疫系统有修复作用，还能够降低血液黏稠度，减少癌细胞黏附、浸润和破坏血管壁的机会，阻止癌细胞的扩散，清除自由基和抗突变等。

三、民谚“吃肉不吃蒜，营养减一半”的科学道理

为什么有“吃肉不吃蒜，营养减一半”的说法呢？这样的说法有没有科学道理呢？

《广五行记》记载了这样一个故事：“唐咸亨四年（673 年），洛州司户唐望之冬集计至五品，进止未出间，有僧来觅……曰：‘贫道出家人，得饮食亦少，以公名故湘记，能设一鲙否？’司户欣然。既处置此鱼，此僧云：‘看有蒜否？’家人云：‘蒜尽，得买。’僧云：‘蒜即尽，不可更往。’苦留不可。”故事讲的是这位僧人原本讨鱼吃，却因为没有蒜作料，就不肯吃鱼。可见这位僧人是位精通营养学的美食家，也可见大蒜在美食家心目中的重要地位。

B 族维生素是一组多种水溶性维生素，包括维生素 B_1、维生素 B_2、维生素 B_6、维生素 B_{12}、维生素 B_9、维生素 B_5 等。若维生素摄入不足，可引起代谢障碍。在我国的饮食习惯中，维生素摄取量严重

不足的现象较普遍存在。在韩国，人们喜食大蒜而很少得脚气病，这是什么道理呢？日本京都大学的藤原博士做过这样一个实验：把大蒜捣碎以后加入大量的维生素 B_1 结晶，经过充分混合后，再检测混合物中维生素 B_1 的含量。结果显示，在混合物中并不存在大量的维生素 B_1。但是把这种液体混合物喂给因缺乏维生素 B_1 而患上脚气病的老鼠后，很快就治好了老鼠的脚气病。这又是什么原理呢？藤原博士经过反复研究发现，原来大蒜中的蒜素和维生素 B_1 发生反应后，能够将维生素 B_1 转化成为另一种物质，这种物质就是蒜硫胺素。蒜硫胺素很容易被肠道吸收，也容易在细胞组织内移动，并且可以还原成维生素 B_1。因此，在鱼和肉类食物的烹饪时，加入切碎的大蒜作为佐料，即可以杀菌调味，杀灭不新鲜食物的病菌，其中的蒜素更可以将鱼或瘦肉中的维生素 B_1 转化为稳定的蒜硫胺素，确保人体对维生素 B_1 的摄取。因为食物中的维生素 B_1 极不稳定，在人体内停留的时间很短，很容易随着尿液迅速排出体外。同时，蒜素还容易和食物中的蛋白质结合，有利于蛋白质的吸收，减轻胃的负担。在食物中加入大蒜，特别是大蒜和肉类的结合，可以让胃产生舒服的感觉。之后藤原博士根据研究结果，在大蒜提取液中加入维生素 B_1，通过反复加工提取，开发出了保健药品，为维生素 B_1 制剂的产业发展带来了新机会。如今，很多的维生素类保健药品和保健食品的源头就是大蒜。据说常年大量服食大蒜的人很少患脚气，韩国人就是如此。

所以说“吃肉不吃蒜，营养减一半”的确有科学道理，肉和大蒜一起食用，不仅可以使维生素 B_1 析出量提高数倍，还能延长维生素 B_1 在人体内的停留时间，促进血液循环，解除疲劳，维持体内酸碱平衡。反过来讲，吃肉吃蒜，营养加倍。懂得了这个道理，我们也就不难理解为什么说“好厨子离不开葱姜蒜”了。

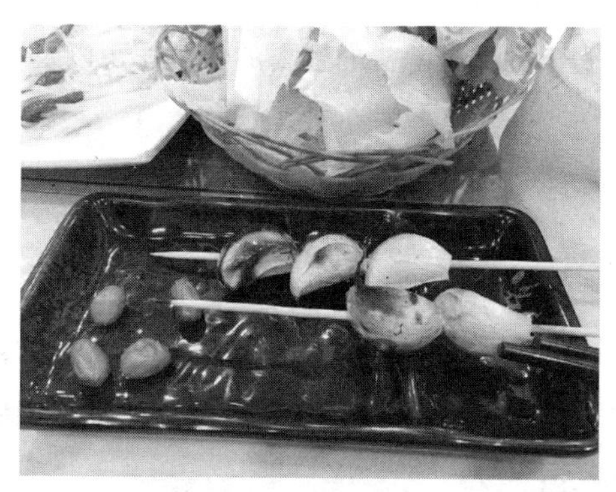

民间流行烤蒜佐餐

（图片提供 loboho 乐百岁）

四、关于阿霍烯(Ajoene)的研究

科研人员为了研究大蒜的药理作用，从大蒜中分离得到了含硫的简单有机化合物阿霍烯(Ajoene)。阿霍烯的研究越来越受到医学科研人员和营养学家的关注和重视。1994 年《科学通报》报道了阿霍烯可诱导 3 种不同肿瘤细胞凋亡作用，这一重要发现表明，阿霍烯可能成为一种新的广谱抗肿瘤药物。2005 年第 26 卷第 2 期《食品研究与开发》上一篇题为“大蒜活性成分阿霍烯的研究概况”的研究报告说明：阿霍烯作为源自于大蒜的天然稳定的有效活性成分已经越来越受到科技界的重视，对其药理、生理功能的研究报道也不断涌现。已有研究表明，阿霍烯在抗凝血、降血压、解毒、抗癌、抗氧化、抗衰老及有机体的细胞介导免疫、体液免疫调节等过程中都可起到重要作用。其在高剂量的情况下具有阻断 HIV 病毒繁殖蔓延的作用。

五、大蒜的基本作用

关于大蒜的作用，我们先来了解科赫和劳森在 1996 年《关于大蒜的效用》中列出的几种蒜头的主要的保健作用以及所对应的活性成分。

消脂降脂:主要是蒜素,可能还有S－烯丙半胱氨酸和其他成分;

降血压:非蒜素,有效成分未明;

抗血栓和抗真菌:蒜素和相关的硫代亚黄酸酯、阿霍烯;

抗癌:蒜素、蒜素衍生的相关成分S－烯丙半胱氨酸、硫丙烯以及其他未知成分;

抗氧化:蒜素、少量的蒜素衍生硫化物、谷氨酰半胱氨酸、较高浓度的S－烯丙半胱氨酸;

提高免疫力:多种成分共同作用,蒜素衍生的油类和活性精华、部分蛋白质;

降糖:蒜素;

保护肝脏:蒜素、甲基巯基－半胱氨酸、S－丙烯[巯基]半胱氨酸、硫代亚黄酸酯和其他成分。

Tahira Farooqui通过充分研究,得出了关于蒜头作用更为详细的分析报告(表2－3),并且包括了发酵黑蒜,通过发酵作用,大蒜可生成S－烯丙基半胱氨酸和S－丙烯[巯基]半胱氨酸、N－果糖精氨酸等,可增强大蒜的抗氧化作用。

表2－3　蒜头的作用

食用效果	可预防的疾病
抗血小板	心血管系统疾病
抗动脉粥样硬化	修复血管以及减缓密度脂蛋白氧化
抗肿瘤、抗癌症	癌症

续表

食用效果	可预防的疾病
抗氧化	降低得心血管疾病、中风、癌症风险，并延缓衰老
	降低得老年痴呆症的风险，降低同型半胱氨酸的水平，降血压和增强血液微循环系统，这些对于糖尿病患者至关重要
	帮助治疗病毒性肝炎和急性肝损伤
抗菌消炎	有效地消灭肺炎细菌、口腔细菌，并分离能形成伤口感染的细菌
治疗高血压	降低血压
抗血栓	降低血黏度
抗真菌	治疗全身性真菌感染、隐球菌性脑膜炎

Tahira Farooqui：《蒜头在保健和治疗方面的重要性》，Science Advisory Board

（一）抑制癌细胞

研究资料显示，大蒜能保护肝脏，诱导肝细胞脱毒酶的活性，阻断亚硝胺致癌物质的合成，从而预防癌症的发生。同时蒜素及其同系物能有效地抑制癌细胞活性，使之不能正常生长代谢，最终导致癌细胞死亡。另外，蒜素能激活巨噬细胞的吞噬能力，增强人体免疫功能，预防癌症的发生。这一结论可见于日本国际统合医疗协会、发酵大蒜健康法研究会上原义贵教授的有关发酵黑蒜的论文中。我国科研人员在研究中发现，蒜素对人肝癌细胞株 HepG2 有明显的抑制和诱导细胞凋亡作用。北京肿瘤防治研究所的科研专家通过实验已经明确了蒜素能够抑制胃癌细胞 BGC823 的恶性增殖，将 BCC823 细胞阻滞于 G1 期，诱导 BGC823 细胞凋亡。

大蒜富含锗元素，是芦荟含锗量的 10 倍。日本研究锗的专家浅井一彦统计了经常大量服食朝鲜人参、雏菊和大蒜等富含锗元素食品的人，结果表明该类人不容易患癌症。京都大学医学部通过老鼠试验也证明了大蒜的抗癌效果。

另外,大蒜是公认的含硒量最高的食物之一。大蒜对土壤中的硒有富集的作用,应该说所有的大蒜都含硒。大蒜中的硒元素抗氧化能力很高,可防止细胞过度氧化、保护细胞膜、增加免疫力、抑制癌变。

但由于癌症发病原因的多样化,且癌症发病部位与发展速度不同,很难用一种治疗手段或一种药物来治疗。上原义贵教授就提出了以温热疗法加黑蒜疗法为一体的四位一体结构疗法,并且在日本专门设立了温泉疗养院应用于癌症患者的康复治疗,取得了非常有效的效果。

我国医学专家在应用大蒜治疗白血病方面也取得很好的效果。白血病患者由于自身机体抵抗力低下,易造成口腔感染,特别是大剂量化疗及使用免疫抑制剂时常易合并口腔炎,给患者造成痛苦,并影响进食,导致营养障碍,病情加重,护理和治疗困难。食用大蒜头(含蒜素)能改善化疗后的食欲缺乏,既可预防口腔溃疡又可提高食欲,节省医疗费用,易于被患者接受。

(二)广谱杀菌作用,预防流感

大蒜具有广谱的杀菌作用。古今中外对大蒜的杀菌功效普遍认可。大蒜汁在前苏联被誉为“天然盘尼西林”;我们称大蒜为“地里生长的天然抗生素”。自古以来大蒜就有许多预防瘟疫的案例。现代科学分析表明,大蒜对多种传染性病菌、真菌、病毒等病原微生物有很强的抑制或杀灭作用,在对 89 种中药对痢疾杆菌的体外抗菌试验中,大蒜的作用是最强的。大蒜中的含硫化合物具有很强的抗菌作用,大蒜汁液、挥发油及蒜素发挥作用后,对化脓性球菌、葡萄球菌、脑膜炎球菌、肺炎双球菌、伤寒杆菌、副伤寒杆菌、羌虫热立克次体、阿米巴原虫、大肠杆菌、痢疾杆菌、霍乱弧菌等均有杀灭或抑制作用。这些细菌虽然对青霉素、链霉素、氯霉素、金霉素容易产生耐药性，但对大蒜制剂不易产生耐药性。特别是近来研究证实，蒜具有抑制结核杆菌、幽门螺旋杆菌的作用，因此可以说大蒜是结核病以及感染性胃部疾病的克星。

由于蒜素至少可以杀灭多种耐药性细菌，特别是近年来国内外通报发布的超级耐药致病细菌正是长期过度使用抗生素而导致，因此大蒜制剂已成为许多保健与治疗的重要选择。通过研究发现，在食品防腐方面，大蒜水溶液对几十种常见污染食品的腐败菌和致病菌有很强的抑制和杀灭作用，其作用强度甚至强于化学防腐剂苯甲酸、山梨酸等，是目前发现的抗菌作用最强的一种具有安全、高效、天然等独特性能的天然生物防腐剂。

大蒜挥发油中所含的大蒜辣素等具有明显的抗炎灭菌作用，尤其对上呼吸道和消化道感染、真菌性角膜炎、隐孢子菌感染有显著的功效。另据研究表明，大蒜中含有一种叫“硫化丙烯”的辣素，其杀菌能力可达到青霉素的十分之一，对病原菌和寄生虫都有良好的杀灭作用，可以起到预防流感、防止伤口感染、治疗感染性疾病和驱虫的功效。

大蒜对于皮肤病如荨麻疹、手足口病、寻常疣、神经性皮炎、咽喉炎、鼻炎、斑秃、脱发、体癣等的治疗在民间都有大量的应用。

（三）结核病的克星

大蒜称得上是结核病患者的克星。结核杆菌感染是导致结核病的原因，尽管结核病已经得到了很好的抑制与治疗，但我国目前仍然是全世界结核病患病人数最多的国家之一，并且结核病菌还会通过血液转移引发肾、肠等器官的结核症状。蒜素被誉为天然抗生素，已被证实具有广谱的抗菌效果。医学界认为大蒜不仅有抗结核杆菌作用，同时还可以刺激消化器官分泌大量的消化液，促进对食物的消化吸收，有利于治疗消耗性结核病。大蒜抗菌的活性成分是蒜素，蒜素既有水溶性又有脂溶性，可以推断蒜素由此轻松进入结核病病菌寄居的巢穴杀死结核病菌，当然这个推断还需要医学实验的进一步证明。

（四）增强体力

常服大蒜可以增强力量，在古埃及奴隶服用大蒜而增强气力建造金字塔中可见古人就已得知。现代科研结果显示，蒜氨酸中的肌酸酐成分，有助于增强肌肉的力量和促进生长发育的作用。

在游泳池进行的一项游泳实验中发现，喂食大蒜饲料的老鼠比喂食普通饲料的老鼠多游1~2小时，也就是说，吃大蒜饲料的老鼠的体力是吃普通饲料的老鼠的2~3倍。

（五）降血压作用

大蒜中含有的大蒜苷有降压作用。在目前的医学科研报告中，大蒜中的阿霍烯被认为具有净化血液、降低高血压的作用。大蒜中富含的锗成分，同样具有降低血压、预防心血管疾病的作用。国内外临床实践显示，大蒜确有降低血压的效果，并且降压效果持久而稳定。我国医学科研学者对大蒜的药理作用特别是大蒜对心血管的作用及调节脂质、糖代谢的作用在诸多动物实验中得到证实，并且运用于人体，对大蒜对高血压患者的血压、血脂、血糖的影响进行了临床研究，这方面的论文报告可见诸各类医学学报资料。

（六）降低血脂、防止血栓形成

大蒜的有效成分具有明显的降血脂及预防冠心病和动脉硬化的作用，并可防止血栓的形成。国外研究资料显示，大蒜粉剂制品可将胆固醇降低8%，大蒜提取物则可将胆固醇降低15%。国内有临床观察显示，每天吃大蒜3瓣，持续8周，能够将血中“坏胆固醇”浓度降低10%，3个月后血脂可降至正常。

（七）抑制胆固醇作用

我国科学家通过大蒜油对长期喂食高脂肪饲料引起的老鼠脂肪肝的实验结论，认为大蒜油对老鼠实验性脂肪肝的形成具有预防作用。应用人体脂肪肝的作用目前尚无医学试验。

印度赛纳尼博士进行了人体临床试验。他将二百人分为三组来进行观察。第一组一周内服食大蒜50克,第二组一周内服食大蒜10克,第三组不吃大蒜。结果第一组的胆固醇平均浓度比第二组低13毫克,比第三组低48毫克。实验对比显示,大蒜抑制胆固醇的效用明显。

(八)辅助治疗糖尿病

药理研究证明,蒜素具有保护性降血糖作用。大蒜提取物不仅有降低血糖的作用,同时还可以修复萎缩的胰岛细胞,减缓胰岛细胞压力,最大限度地恢复胰岛自身调节血糖的能力。尤其是将大蒜捣成大蒜汁服用效果更好。建议糖尿病患者在食用大蒜时,多与含维生素C和B族维生素较多的食物如西兰花、黄豆、花生、鱼类、瘦肉等一起服用,加强糖类代谢,促进葡萄糖吸收利用,起到更好的降血糖作用。

近年来由于人们的膳食结构不够合理,人体中硒的摄入减少,使得胰岛素合成下降;而大蒜中含硒较多,对人体中胰岛素合成下降有调节作用,所以糖尿病患者多食大蒜有助减轻病情。

(九)解毒能力

经常接触铅或有铅中毒倾向的人食用大蒜,能有效地预防铅中毒。大蒜中的有效成分蒜素与蒜氨酸容易和重金属及农药残留成分结合成化合物,排出体外,降低其对人体的毒性作用。

六、食用大蒜应注意的几个方面

科学实验证明大蒜是相当安全的植物食品。由于大蒜性辛温,服用过量易生热或对食道造成损害。中医认为,凡阴虚火旺、口舌目患疾者忌食。嵇康《养生论》中说:荤辛害目,此为甚耳。中医学认为,大蒜伤肝损眼。因此对眼病患者、肝病患者、非细菌性腹泻患者以及对蒜过敏的人,包括引起皮肤红肿等过敏反应的人群,可以先将大蒜涂抹在皮肤上试验反应,如有皮肤过敏现象,则慎用。还有服药期间禁食辛辣的患者不宜吃蒜。

但服抗结核药的患者则例外,据国外医学杂志报道,服用抗结核药物如利福平、乙胺丁醇等,与大蒜油胶囊等大蒜制剂一起服用,可大大提高抗结核药物抑制结核菌的效果。服某些抗菌消炎药物的同时服用大蒜,也有增强疗效的作用。

但任何食物均不可过量食用,需要根据个人体质与吸收消化能力来决定食用量。

七、撇开有关大蒜的误区

(一)吃生大蒜多多益善吗?

吃生大蒜不宜过量,尤其不宜空腹吃生蒜。生蒜杀菌作用非常强大,生蒜中的辛辣硫化物具有的刺激性,会损伤胃壁。肝脏不好的人也不宜吃生蒜。如果长期适量服用大蒜,大蒜的消化作用帮助胃部健康。生蒜一天吃1~2瓣最好。

(二)大蒜变绿了还能吃吗?

大蒜在低温条件下长期储藏时,在发芽过程中酶会为芽收集叶绿素,而产生发绿现象;大蒜中的蒜素和铁成分结合在一起会生成硫化铁,也会产生绿化现象。这种绿化现象只是因大蒜组织内的酶的作用而产生的反应,对身体没有害处。

(三)发芽的大蒜还能吃吗?

一提到大蒜发芽,大多数人认为没法吃了。但是只要蒜瓣本身没有发霉变色,发芽的大蒜是能吃的。研究发现,大蒜一旦发芽,就会利用原有的营养成分,所以辣味就会减少,体内氨基酸含量升高,水分减少。发芽大蒜的抗氧化效果比新鲜大蒜更高。剥开发芽的大蒜,会看到中间产生了蒜的绿色嫩苗。绿色嫩苗从蒜瓣中长出来之后，就是蒜苗这种绿叶蔬菜。若将蒜苗放在加水的盘子里，不仅能给厨房带来绿植的美感，还可以代替葱花作调味品。把蒜苗种在土里继续生长，叶子长大后就叫作青蒜。吃不惯大蒜瓣的人可以直接食用蒜苗，蒜苗的维生素含量超过大蒜瓣，也有一定的杀菌能力。

（四）熟大蒜的营养失去了吗？

生蒜所具有的特殊气味主要来源于蒜素。蒜素是蒜氨酸与蒜酶两种物质结合的产物，当这两种物质发生作用时，产生的蒜素才会发出强烈的刺激性气味。但蒜素的耐热性较差，当将大蒜烹饪后就容易消失，因此加热后的大蒜不会产生强烈的刺激性，但是其余的营养成分没有受很大的影响，吃熟大蒜对身体健康依然有帮助。

值得提醒的是，在烹饪中，不宜将生蒜或蒜蓉先放置在高温的油锅中“炝锅”，以免生蒜中的淀粉在高温的作用下产生不利健康的有害物质丙烯酰胺，同时也容易破坏其他营养素成分。

八、补充说明

关于大蒜的营养价值和大蒜疗法的书籍非常多，也很全面，并且运用大蒜治疗常见病和疑难杂症的大蒜膳食药方多达500种以上。因此，并不局限于本书以上的内容，还有更多的医学科研结果也将随着科技的进步而公诸于世，造福人类。虽然科学上还不能百分百解释大蒜对于人类的所有效用，但神奇的是自古以来民间流传的蒜的智慧运用与现代科学研究得出的结论几乎不谋而合。

第三章　黑蒜与大蒜有什么不同

一、黑蒜不是天然种植出来就是黑的

当我们将黑蒜展示在大众面前时,经常会被问到一些意想不到的问题,比如有人会问:这是大蒜吗?种出来就是黑的吗?由于黑蒜是通过食品发酵加工而衍生出来的一种新食品,当第一次见到这种黑乎乎的东西时,提出这样的问题自然可以理解。

黑蒜不是天然种植出来的黑色大蒜,而是一种通过大蒜发酵加工而成的新生产品,所以黑蒜又称为发酵黑蒜,是用生蒜带皮在一

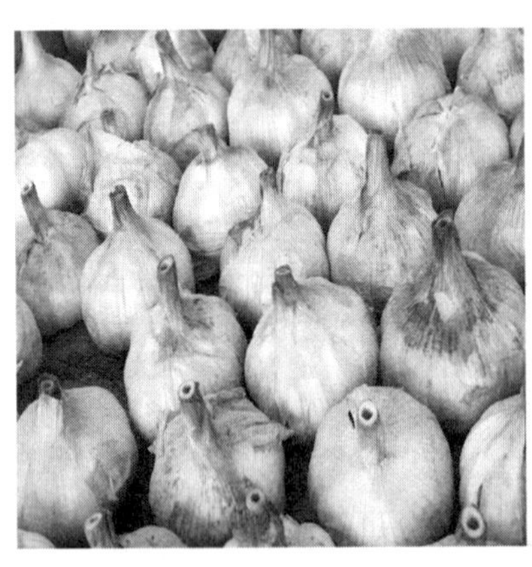

发酵有机黑蒜

(图片提供:loboho 乐百岁)

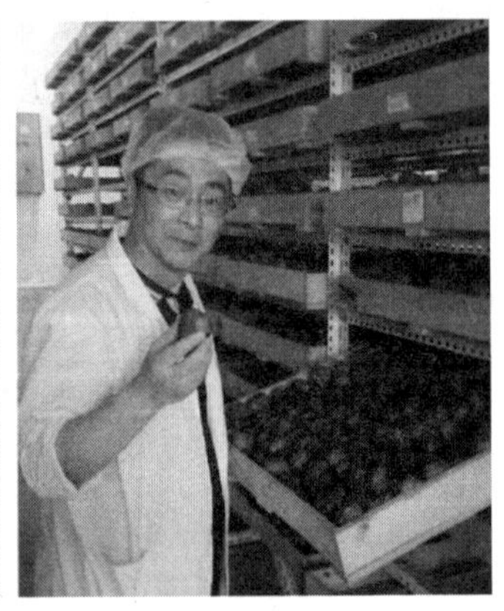

作者在有机黑蒜氧化车间考察

定时间内,在一定的温度和湿度下进行发酵和氧化而制成的食品。相比新鲜大蒜来说,其成分已经发生了变化,比如蛋白质分解成了氨基酸,碳水化合物分解成了多糖类,生蒜中的辛辣硫化物逐渐转化成了无味无臭的 S-烯丙基半胱氨酸等。氨基酸和糖的结合,使蒜肉的颜色变成了黑色,蒜皮的颜色也变成了深褐色,所以称之为黑蒜。

题为《黑蒜加工工艺的研究》的作者在论文中对黑蒜概况的描述,让我们可以更专业地了解形成黑蒜的原理。黑蒜是新鲜的生大蒜,经过清洗、酶化、熟化、干燥等过程加工而成的一种新型大蒜制品。在产品感官方面,黑蒜蒜瓣呈深褐色,柔软且富有弹性,入口之后软烂香甜且无生食鲜大蒜时的辛辣感和不愉快气味。在抗氧化性及生理活性方面,黑蒜的 SOD 活性比鲜蒜高出 10 倍以上,多酚类物质的含量也高出 5 倍以上(EMIKO SATO et al,2006)。

黑蒜黑变机理几个方面形成原因:

1. 前期过程的酶促褐变:在起始较高温度条件下,生蒜自身含有的与酶促褐变有关的酶类的酶活力大多处在一个较高的范围,此时部分酚类物质在酚酶的作用下,氧化成醌;随着量的积累,醌再进一步氧化聚合形成褐色色素。

2. 熟化过程的 Maillard 反应:熟化过程属于高温高湿环境,因而 Maillard 反应成为整个过程的主导反应。此过程由于时间长,且 Maillard 反应所需的羰基化合物及氨基化合物供应充足,因而带有黑褐色的反应终产物类黑素积累量就能达到满足感官色泽的需要。随着熟化时间的延长,Maillard 反应终产物类黑素的含量逐渐积累,使产品的颜色经历出浅黄色到黄褐色再到黑褐色的过程。

3. 熟化后期的酚类缩合:在加工温度后期,总酚含量趋于下降。这是因为多酚类物质具有一定的生物活性,在一定的湿热条件下自身发生缩合反应,生成褐色物质。在整个加工过程中,未添加任何物质,完全依靠大蒜自身的营养成分和外界提供的湿热环境完成整个黑变过程。黑蒜去除了鲜大蒜原有的刺激性气味和辛辣味,同时由于湿热作用,大量的多糖分解成单糖、双糖,赋予了黑蒜的甜度;有机酸的增加,赋予了黑蒜的酸度;大量的有色物质的积累,赋予了黑蒜特有的黑褐色蛋白质的分解成多肽;游离氨基酸及总酚含量的增加,赋予了黑蒜更高的营养价值及更强的抗氧化功效。

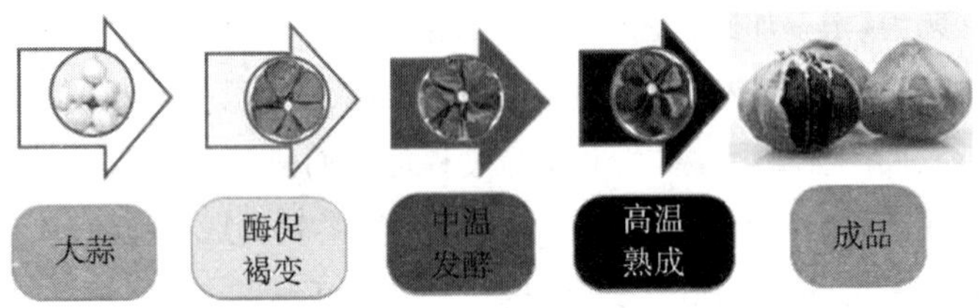

食品加工从原材料到加工过程,包括运输、贮藏、包装以及加工工艺技术的应用都非常重要,这些条件决定了被发酵黑蒜的营养物质,也就是产品品质问题。

有必要强调的是,黑蒜的食用安全性是我们最为关注的问题,选择怎样发酵的黑蒜显得非常重要,这也往往容易被众多消费者所忽略。在此强调的是,在本书中提到和服用的黑蒜都是经过有机认证以及获得 ISO22000 食品安全体系认证和危害分析与关键控制点 HACCP 安全认证的。源于对食品安全的考虑,我们对食品的基本分类从普通常规食品、无公害食品、绿色食品和有机食品这样四个等级来考量,绿色食品和有机食品分别是食品中的高级与最高级别。

二、关于有机食品的品质方向

一直以来,人们对有机食品认识的忽略、浅薄甚至误解,由此而产生很多误区。按照国家环境保护总局有机食品发展中心的定义,有机食品是指按照国际有机食品标准要求,并通过独立机构认证的环保型安全食品。它包括一切可以食用的农副产品,必须满足以下四个条件:一是有机原料,原料必须来自已经建立或正在建立的有机农业生产体系,或是采用有机方式采集的野生天然产品;二是有机过程,产品在整个生产过程中必须严格遵循有机食品的加工、包装、贮藏、运输等要求;三是有机跟踪,生产者在有机食品生产和流通过程中必须有完善的跟踪审查体系和完整的生产和销售档案记录;四是有机认证,必须通过独立的有机认证机构来认证审查。

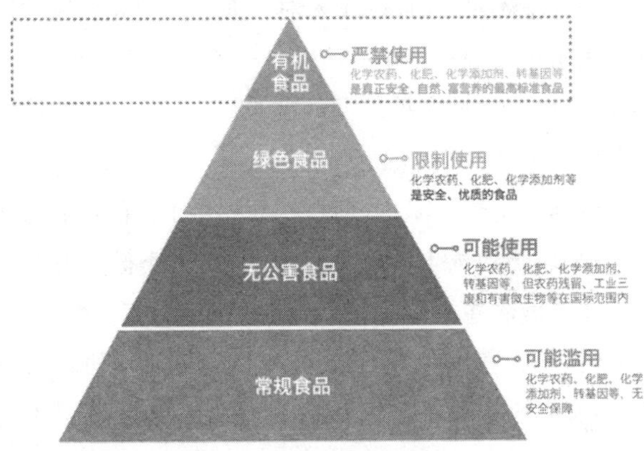

如何将食品按种植和施肥要求进行分类,其中一个重要的衡量标准就是农药残留含量的区别。关于农药残留以及重金属成分含量超标的危害,已经越来越多地为人所知。

2017 年 6 月英国一份资料报道:研究称农药危害远大于以往认知,会损伤人脑,降低智商。一项大型研究报告声称,消费者应该考虑购买有机食品,因为其他食品中的农药远较以前所认为的危险,会损伤人脑,尤其是对儿童和孕妇。越来越多的证据显示,杀虫剂残留会损伤人脑和降低智商。化学品还可能致癌和损伤生殖系统。报告称:“已知至少有 100 种不同农药,会对成人的神经系统产生有害影响。因此,必须怀疑所有这些物质同样会损害正在发育中的大脑。”“此种有害影响可能会持久存在，其一大结果就是认知缺陷，常常表现为智商降低。”并且农药对帕金森病、糖尿病和某些癌症等疾病的发生可能产生影响。

研究人员建议限制食用非有机水果蔬菜，孕妇和儿童尤其要当心。报告称：“非常令人担忧的是，流行病学研究显示了少量接触有机磷杀虫剂对儿童认知发展的负面影响证据，而之前的风险评估忽视了这些证据，尽管智商降低会给社会带来高昂代价。”报告声称，对农药的风险评估不足，还体现于未对可能上升的癌症风险以及农药对体内激素水平和神经系统的影响进行适当研究。“令人担忧的是，这一风险评估在接触多种农药问题上存在不足，尤其是致癌影响以及内分泌失调和神经中毒。”

报告作者阿克塞尔·米埃助理教授说：“有机农业中的几种惯常做法，尤其是农药和抗生素的禁止使用，对人类健康有利。决策者应该支持此类做法并在常规农业中予以推广，同时确保有机农业继续发挥探索未来健康食品体系的作用。”英国土壤协会彼得·梅尔切特说：对有机农业和每个吃有机食品的人来说，这篇报告是一个好消息。过去5年来，有机食品销量一直强劲增长，人们购买有机食品的一个重要原因是，他们认为这样做对自己和家人更好。这正是在英国销售的婴儿食品半数以上都是有机食品的原因。

据研究有机食品的专家提示，有机食品的细胞排列与人体的细胞排列原则相同，都是只有一个中心，排列有序；而用了很多农药、化肥和其他化学添加剂种植出来的食物，其细胞排列与一些肿瘤细胞类似，有多个中心，不受控制。如果我们经常吃的是有机食物，通过植物与人体的物理信息交换，给我们人体所有细胞的信息是一个中心、排列有序，我们身上就算有一些不稳定的细胞，在这样的环境里也无法生长出来。我们理解为有机食品的细胞结构排列整整齐齐而有序、有规律，正如健康人的细胞结构排列整齐；受到污染的食品的细胞结构排列如同疾病患者的身体细胞，排列凌乱无序而没有规则。据国外相关研究报道，经跟踪调研，发现长期服用普通食物的孩子和长期服用有机食品的孩子的思维方式表现，比如画画和写作所表现出来的思维方式存在明显的差距。

为了了解有机食物对人体的影响，瑞典环境研究中心（IVL）调查了从普通食物转换到有机饮食之后人体内农药含量的变化。实验选择了一个瑞典的五口之家为对象，记录下他们两周全有机生活前后体内多项杀虫剂等化学药剂残留指标的变化。IVL 对这一家人进行了身体检查，第一周让他们正常食用非有机食物，并每日采集尿样做检验，结果发现他们的身体里含数种不同的杀虫剂、杀菌剂、生长激素。接下来在连续两周食用全有机食物后，所有家人再次进行体检，研究人员惊讶地发现，平均有 9.5 种之前检测出来的杀虫剂、杀菌剂、生长激素含量骤减，在小孩身上的数值变化尤其明显，达到 12 种，有一些化学药剂在转换成全有机物一两天后即降低至未检出。

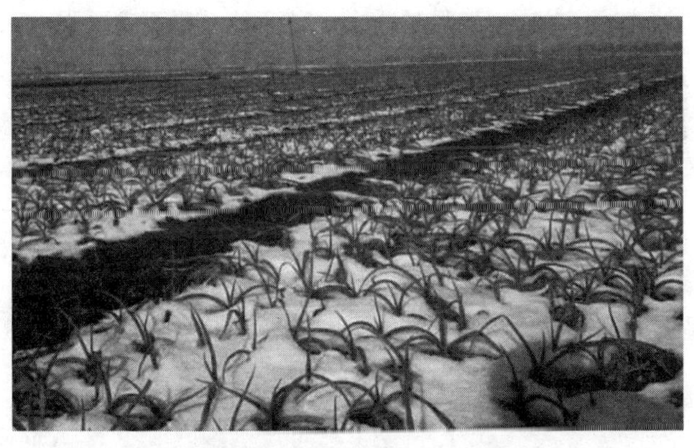

大雪覆盖下的有机大蒜种植基地

正因为存在食品农药残留、重金属超标污染等影响到人体健康的因素，意识到食品安全问题所存在的危机，目前在国内已经涌现出了一大批有机农耕与有机生活的实践者与倡导者，坚定、执着地履行着有机农业"健康、生态、公平、关爱"四大原则。在有机领域深有影响力、曾为某肿瘤医院医务工作者和媒体记者、倍受人尊敬的胡删女士，以一种大爱精神，酷似苦行僧一般长期奔波在有机宣传普及一线，并为一些绝症患者在远离城市喧嚣的原生态自然农庄，通过身心结合生态有机食物调理的方式走向康复之路。在她的《有机让生活更美好》一书中，就提出了倡导"有机有未来""为了自己健康，为了地球健康，让我们选择有机生活，这是一种高尚社会责任的体现"的理念。在胡删老师的感召下，越来越多的有识之士投入到倡导有机生活的队伍中来。作为大蒜等农作物产品，从原材料到产品的深加工，对于具备有机种植与加工条件的，有机食品是提高品质生活的发展方向。但由于有机食品生产加工成本高的原因，市场价格往往高于一般食品数倍甚至数十倍，因而使得许多家庭望而却步。有机专家的建议是，能够享受有机食品自然是好，不能够每天吃有机食品的，哪怕每周或者每月吃几次也是不错的选择；不能够吃所有的有机食品，哪怕吃上一种两种也比不吃要强。

第四章　发酵黑蒜的营养功效

一、中医归经，黑蒜入肾

大蒜具有温中消食、暖脾胃、消积解毒、杀虫等功效，是药食两用的食材，中医归经为肺脾胃经。经氧化发酵后产生的新物质“蒜黑素”及其所包含的至少18种氨基酸如精氨酸、丙氨酸等成分易入肾入肝；因此，可以理解发酵黑蒜的中医归经为肺脾胃肝肾经。普通大蒜所具有的基本功效，在发酵黑蒜中几乎全部具有；而经发酵氧化而成的黑蒜所具有的一些成分及所带来的营养作用，以及所增加的活性生物作用，则是一般新鲜大蒜所不具备的，这正是通过发酵技术所带来的神奇之处。

经过发酵氧化而产生的黑蒜，其精氨酸含量相当高。根据检测报告发现，在连续几年的对比中，谷氨酸和精氨酸的含量都在其检测发现的18种氨基酸中排在前两位。精氨酸和谷氨酸等氨基酸的作用后面的章节将会介绍。

尤其值得一提的是，黑蒜的养肾效果非常突出，因肾虚引起的腰酸、畏寒、燥热、耳鸣等症状，在服用黑蒜后都得到极大的改善。

《黄帝内经》云：“气血失和，百病乃变化而生；气血充盈，百病不生。”

中医理论认为，气血不正，五脏皆病。人体后天的一切生命活动的源泉在于气血。气血通过经络、血脉与五脏六腑以及其他器官相连，循环全身。人体的五脏六腑、骨骼乃至皮肤毛发都必须依赖气血的推动，没有气血就没有生命。民间常有“气血相推”和“气血相送”之说，讲的就是这个意思。反过来讲，五脏六腑通过功能的运化，又将食物中的水谷精微化而生成气血，相互化生，相互影响。生成气血的为五谷之物，而非我们现代的药物。我们的老祖宗充满了智慧，在文字中就向我们展现了这种饮食文化。比如繁体字中，养生的“养”字，繁体字为“養”，此中的“良”即为“粮食”之意；比如我们讲的“五脏之气”“肝气”“肾气”“肺气”“脾气”之“气”，这个“气”字在繁体字中是个“气”中带“米”的“氣”字，米乃五谷之粮食，《素问·藏气法时论》说“五谷为养”，五谷养五脏，五谷为粮，南方即稻、黍、稷、麦、豆，北方即麻、黍、稷、麦、豆，就是每天需要的营养物质，而非药物。

著名的医学之父希波克拉底说：“食物是最好的医药，让食物成为我们的药。”中国伟大的医者、被后人誉为“药王”的孙思邈说：“为医者，当晓病源。知其所犯，以食活之。食疗不愈，然后命药。”《黄帝内经》曰：“圣人不治已病治未病，不治已乱治未乱。”讲的就是食物的营养与健康的关系。当今营养治疗和营养医学被越来越多的专家认为是解决慢性疾病的关键，也成为未来医学的发展趋势。营养治疗，这对大部分人来说还是一个非常陌生的概念。在没有了解营养医学的情况下，大家都可能认为疾病只有用药物去治疗，营养怎么可能被用来治病呢？

其实营养医学自古以来就存在。当营养不良或食物受到污染，就容易产生中医上称之为气血不正的症候，如气虚血瘀、气滞血瘀、气道血脉不畅等。如此便势必会对五脏六腑产生不利影响，器官功能就会衰弱，出现腰膝酸软、眼干目眩、脱发耳鸣、尿频尿沥、便秘便溏等症状。如果不及时进行调理，五脏六腑势必长期受到损害，出现病理性损伤，引发各种慢性疾病如糖尿病、高血压、慢性支气管炎、哮喘、脂肪肝、肺气肿、肝炎、慢性肾病、前列腺疾病、眼部疾病等，这些由气血不正引发的疾病统称为气血综合征。

如医学上把慢性肾功不全和其他肾病归结为水肿、虚劳、腰痛、血尿等范畴，病位主要在肺、脾、肾三脏，关键是肾。五脏之气，首推肾气。中医有云："气为血帅，气足则血行，反之气虚则血瘀。"发病的主要原因是气滞血瘀导致脏腑功能衰弱，不能很好地化生气血，久之必然导致肾脏生理功能失调，出现一些并发症状。肾病专家认为，气血同治、滋肝补肾是治疗各类肾病的最基本法则。《黄帝内经·素问》云："肾者，作强之官，技巧出焉。"肾乃先天之精气，后天则需脾胃运化提供营养，肝郁脾虚易引起白发，所以应服用一些既能补气调血，又能滋肝补肾的功能性食物。如服用黑蒜与人参、黑蒜与灵芝的搭配，自然有益于这类人群调理改善身体。

中医认为肾主骨，其华在发，开窍在耳，司记忆，主先天即寿命多长；肝主筋，其华在爪，开窍于目。如果长期使用药物，如每个医生都会开的"三素一汤"，即抗生素、激素、维生素，及葡萄糖静脉注射液，长此以往，势必导致体质下降，甚至产生耐药性，加速退行性疾病的产生。这就是现在人们会得到骨质疏松症、老年痴呆症、掉头发、听力减退、耳鸣、寿命变短、两膝无力、视力衰退的原因，同时性功能也下降。并且因为西药大都属酸性，而酸性会破坏血管壁组织，容易造成血管破裂，也就是说长期服用高血压药物的患者将更容易患中风与心脏病，不服用的患者反而不会得到这类疾病。

药分上、中、下，上药为食，中药为药，下药为毒。上药之食又分温火寒湿燥，上药滋身养命，善用上药者为良医。黑蒜作为可以药食同源的健康营养食品，无疑是我们健康生活的"上药"。因此，从以药养医转为医养结合是必然趋势。

随着国际化健康产品发展的趋势来选择健康营养食品，首先，植物化和天然化是越来越珍贵的，生态资源的保护和合理利用，必将为人类的健康提供保障；再者，在当前乃至以后很长一段时间里，严重威胁到我们生命安全的慢性疾病到底是什么。数据显示，导致人死亡的因素具有时代的特征。从解放初期的肺结核，到后来的心血管、脑血管疾病，再到现在乃至今后很长时期所面临的癌症威胁。我们从表 4－1、表 4－2 中可以看出城市居民主要死因的变化。

表 4－1　导致死亡因素有时代特征

1900 年	1999 年	2008 年城市居民主要死因
1. 肺炎	1. 心脏病	1. 恶性肿瘤（癌症：肺肝胃肠）
2. 肺结核	2. 脑血管疾病	2. 心脏病
3. 痢疾	3. 癌症	3. 脑血管疾病
4. 心脏病	4. 慢性肺病	4. 呼吸系统疾病
5. 中风	5. 意外伤害	5. 损伤及中毒
6. 肝病	6. 肺炎，流感	6. 内分泌营养和代谢疾病
7. 受伤	7. 糖尿病	7. 消化系统疾病
8. 癌症	8. 艾滋病	8. 泌尿生殖系统疾病
9. 衰老	9. 自杀	9. 神经系统疾病
10. 白喉	10. 慢性肝病	10. 精神障碍

表 4－2　2014 年中国城市居民主要疾病死亡率排名

男性		女性	
位次	疾病名称	位次	疾病名称
1	恶性肿瘤	1	恶性肿瘤
2	脑血管疾病	2	心脏病
3	心脏病	3	脑血管疾病
4	呼吸系统疾病	4	呼吸系统疾病
5	损伤和中毒	5	损伤和中毒

续表

男性		女性	
位次	疾病名称	位次	疾病名称
6	消化系统疾病	6	内分泌、营养和代谢疾病
7	内分泌、营养和代谢疾病	7	消化系统疾病
8	泌尿生殖系统疾病	8	泌尿生殖系统疾病
9	其他疾病	9	其他疾病

在以美国国家癌症研究所为中心的植物性食物癌症预防研究报告 *Designer Foods Program*（食品设计计划）中，列出了 48 种对防治癌症有效的食物，其中位居首位的就是大蒜。在 2005 年世界洋葱会议上，留下了由于生大蒜的物质不稳定而如何更有效地让人体吸收的课题。黑蒜在经过特殊技术加工后，能使生蒜本身的蛋白质分解成为人体每日所需的营养成分 18 种氨基酸，碳水化合物分解成为多糖，生蒜中的辛辣硫化物转化为 S－烯丙基半胱氨酸等成分，可被人体迅速吸收。黑蒜的研发成功受到专家学者的重视与高度评价。特别是日本的有关专家对黑蒜的免疫赋活作用、抗氧化作用、体内净化作用及血液学指标方面，进行了有用性试验，并验证了大蒜作为健康食品主流对医疗的补充替代作用。从最近治疗最前沿的现场传来的报告显示，可以对近 90% 的各类症状，黑蒜比医药品发挥出更优越的效果。

被称作免疫草本植物的大蒜，经过特殊技术加工成黑蒜后更容易被人体吸收，其药理效果也被扩大数倍乃至数十倍，可以说黑蒜中的有效成分被高效利用。为此，相应的黑蒜产品的应运而生，能够对社会做出重大贡献，其市场前景非常广阔。而之前的蒜产品大都受制于辛辣口感与强烈的刺激性气味，因此，黑蒜是技术与应用的革命性产品，其味道酸甜如果脯，食后口腔无异味，使人们对大蒜的营养成分的日常摄取像零食一样食用成为现实。

二、黑蒜的抗肿瘤作用

黑蒜能够阻断致癌物质亚硝胺的合成,抑制癌细胞生长,对癌细胞有杀伤作用。黑蒜中含有乙烷硫代磺酸乙酯和二烯丙基三硫等,能从多方面阻断亚硝胺在胃部的形成和积累。氨基酸类中的苯丙氨酸可以抑制癌瘤的生长;精氨酸、谷胱甘肽对癌症有攻击能力,补充精氨酸将提高胸腺素(Thymosin)水平,免疫反应将会加强,补充组成谷胱甘肽的谷氨酸、半胱氨酸、甘氨酸,其作用如同自由基的清道夫,可以消除引起癌症病情加重的毒性物质;维生素A、维生素C也有防癌作用,一方面可以提高身体免疫力,另一方面可捕获单线态氧和自由基。

一项对比黑蒜提取物与新鲜大蒜提取物的实验中,在给小鼠腹腔注射后发现,注射黑蒜提取物后的NK细胞杀伤活性显著高于注射新鲜大蒜提取物,说明经发酵后的黑蒜提取物比新鲜大蒜提取物抑制癌症的作用更明显。

山东省医学科学院科研人员曾经对产蒜区与非产蒜区共754名健康居民进行了每周食蒜量与乙肝表面抗原关系的回顾性调查。经过科学检测及严格对比后发现:吃蒜组乙肝表面抗原阳性率是5.76%,不吃蒜组是21.71%,吃蒜者的HBsAg阳性率明显低于不吃蒜者。研究充分表明,吃蒜较多者罹患乙型肝炎的机会较少。这个结果与科研人员以往所做的大蒜食用量与肝癌的发生率成反比的研究结果完全一致,即随着食用大蒜量的增加,肝癌的发生率与病死率下降。从而一方面证实了乙肝病毒感染与肝癌发生率有密切关系,另一方面也证实了大蒜确有预防乙型肝炎的作用。

《中国保健营养·中旬刊》2013年第09期发表了《黑蒜治疗肝癌的研究进展》。该文指出,近年来肝癌的发病率呈上升趋势,且恶性程度高。黑蒜的研发为肝癌疾病的治疗提供了一种新的较好疗效且毒副作用小的药物。

大蒜的药用价值已被人们普遍认可,但每天过量食用生蒜会对人的口腔、咽喉、胃肠道黏膜造成刺激性损伤,引发炎症,甚至会损害胃肠和肝脏的功能。目前,如何使大蒜的各种有效成分被人体充分吸收,已被世界多家科研机构列为重要研究课题。

经过发酵而成的黑蒜,不但去除了生大蒜的刺激性气味,味道酸甜,食后无蒜味,也不会改变大蒜的有效成分,而且使生大蒜的抗氧化、抗酸化功效提高了数十倍。它把生大蒜本身的蛋白质大量转化成为人体每天所需的18种氨基酸,进而被人体迅速吸收,对增强人体免疫力、恢复人体疲劳、保持人体健康起到巨大积极作用。并且发酵后的大蒜,其成分的稳定性也大大提高。

近年来,国内外的流行病学调查和实验研究结果表明,黑蒜对胃癌、肝癌、肺癌等多种恶性肿瘤具有明显的抑制作用,而且这种抑制对机体几乎没有毒副作用。为此,人们就黑蒜对肝癌细胞的作用进行多方面的研究,通过查阅大量国内外文献,发现黑蒜对肝癌细胞的作用可能表现在以下几个方面。

1. 影响致癌物代谢。①降低致癌因子的诱变性。大量实验发现,血液含硒量高的人群癌症发生率较低。黑蒜中的微量元素硒能降低致癌因子的诱变性,通过干扰肝细胞内的能量代谢,抑制DNA和RNA及蛋白质的合成,有效地杀伤和抑制癌细胞生长。硒还可通过参与血液的有氧代谢,清除毒素,减轻肝脏的负担,从而达到保护肝脏、防止癌变的目的。科学家将人的肝细胞置于一定试验环境下培养,结果发现当培养环境中有硒存在时,就能抑制肝癌细胞的生长,并且还可使其向正常方向转化。②阻断强致癌物亚硝胺的合成。亚硝酸盐是亚硝胺类化合物的前体物质,黑蒜能够抑制人体对亚硝胺的合成和吸收,起到防癌、抗癌的作用。黑蒜中含有丰富的维生素A，维生素C、硒、锗等，可以阻止亚硝酸盐在人体内与胺合成亚硝胺。黑蒜还含有蒜素以及含硫基化合物，能从多个方面阻断强致癌物质亚硝胺的合成。

2. 硒元素的作用。硒元素的抗氧化能力很高，可防止细胞过度氧化，保护细胞膜，增加免疫力，抑制癌变。

3. 锗元素的作用。研究表明，黑蒜中微量金属元素锗是强抗癌微量元素，可以抑制致癌物质亚硝胺，起到防癌抗癌的作用。锗在人体中通过血液从肝脏、胰脏、骨髓移动，同时向各部位输送生物不可缺少的氧元素，消除疲劳，提高生命活力。根据日本医学博士浅井一彦的研究，大蒜中的锗含量高达754PPM，明显高于朝鲜人参250PPM和玉米124PPM。

一份研究报告指出，吃大量葱属类蔬菜包括黑蒜可将患前列腺癌的危险性降低大约63%，研究指出，黑蒜中起作用的成分主要是含硫化合物和硒、锗等矿物微量元素。

4. 阿藿烯为黑蒜中一种丙烯基硫化物（Diallyl sulfide，DAS），无辛辣味和蒜臭味，且具化学稳定性，对多种肿瘤细胞尤其是对白血病细胞的生长抑制作用显著，无明显的不良反应，极具开发潜力。我国张四清、赵嵩等科研人员在体外以不同浓度的阿藿烯处理3种不同的肿瘤细胞，发现阿藿烯对IL－60、MGc－803和Molt－4这3种肿瘤细胞均具有明显的致凋亡作用。

5. 黑蒜中的食物纤维的吸水作用，可促进肠道的蠕动，吸附肠道内的致癌物质，能减少直肠癌的发病率。尤其值得一提的是黑蒜中的蒜素具有抑制幽门螺旋杆菌（HP）、修复胃黏膜的作用。

国内一项研究报告称：常吃大蒜可以预防胃癌。这可能是大蒜可以阻碍亚硝酸盐与人体内的胺发生化学反应，从而无法产生易导致胃癌的亚硝胺。并且蒜素等含硫化合物可以抑制强致癌物质黄曲霉素的活性。

美国爱荷华州曾对4万多名年龄在55～69岁的妇女做过大型研究，发现所有蔬菜中大蒜对预防结肠癌的效果最好，每周至少吃一次大蒜的妇女比不吃大蒜的妇女患结肠癌的风险至少低50%。

三、关于慢性疾病与癌症的关系

美国一项调查显示，高血压、糖尿病、心脏病等慢性疾病患者更易得癌症。这项研究从2008年年初开始，历时2年，对350000名成年人进行了调查。研究发现，高血压、高胆固醇和糖尿病等慢性疾病患者罹患癌症的风险是正常人的2倍；心脏病患者罹患癌症的风险是正常人的3倍。研究说明癌症与慢性疾病之间具有一些共同的危险因素和相关性。

2013年日本糖尿病学会以及日本癌症学会公布的一项研究结果显示，糖尿病患者罹患癌症的风险为正常人的1.2倍，其中肝癌和胰脏癌更是达到了近2倍。

2015年澳大利亚医学家发表的一份研究报告显示，糖尿病患者罹患癌症的风险要远高于普通人，患癌概率最高可高出七成。澳洲心血管疾病研究所Baker IDI的研究人员将参与国家糖尿病服务计划(National Diabetes Service Scheme)的100万名糖尿病患者与全澳癌症及患癌死亡人员名单进行比较，然后再与癌症死亡人员名单中未罹患糖尿病的人数进行比对，发现糖尿病患者罹患癌症及患癌死亡的概率远高于未罹患糖尿病的人群，其中II型糖尿病患者罹患癌症的风险最高。此外，研究还发现，II型糖尿病患者罹患慢性血癌的概率比普通人高60%～70%。据悉，澳大利亚平均每天新增逾260例I型或II型糖尿病病例。

四、黑蒜的抗氧化、抗衰老作用

黑蒜的抗氧化能力可见诸于科学实验的结论。参考中国食品学报2010年06期《黑大蒜贮藏中主要成分和自由基清除能力的变化》中黑蒜对抗氧化抗自由基作用。黑蒜是一种通过大蒜发酵加工而成的新产品,不但没有辣味和臭味,而且功效大大提高。采用80%乙醇对新鲜大蒜和黑蒜进行提取,黑蒜提取液的超氧化物歧化酶(SOD)活力、过氧化氢清除能力和多酚含量分别为新鲜大蒜提取液的13倍、10倍和7倍,表明黑蒜具有较强的抗氧化能力。在对小鼠进行的动物试验中,黑蒜降低血液和肝脏组织中丙二醛(MDA)含量、提高抗氧化活性的能力明显好于新鲜大蒜。此外,据最新文献报道,黑蒜能有效预防糖尿病和肾病。

试验结果表明,与新鲜大蒜相比,黑蒜中的糖分和总酸含量较高,挥发性有机硫化物含量较少,自由基清除能力是新鲜大蒜的8倍以上。黑蒜在贮藏过程中糖分减少,总酸含量增加。由于黑蒜在贮藏过程中发生后续发酵,自由基清除能力的最大值可达69克Trolox/千克干物,约为新鲜大蒜自由基清除能力的10倍。

黑蒜自由基清除能力提高的主要原因是加工过程中,大蒜含有的有机硫化物转化为自由基清除能力强的阿霍烯、S-烯丙基半胱氨酸等生物活性成分。

蒜氨酸是新鲜大蒜中挥发性有机硫化物的主要成分,占新鲜大蒜的1%左右。黑蒜加工过程中,蒜氨酸转化为自由基清除能力更强的阿霍烯等成分。从黑蒜的自由基清除能力变化推测,贮藏开始时,黑蒜中含有部分蒜氨酸等硫化物,它们在贮藏过程中继续向阿霍烯转化,使得黑蒜的自由基清除能力提高。此现象称为"后续发酵"。

黑蒜中含有的氨基酸、多糖类、维生素及矿物质相对生蒜来说更为丰富,SOD及多酚成分对羟自由基和超氧自由基等活性氧自由基有较强的清除能力,起抗衰老作用;黑蒜中的阿霍烯与S-烯丙基半胱氨酸在改善动脉粥样硬化与延缓衰老方面,经日本专家实验证明效果显著，并赋予具有强力改善作用的结论。包括其含有的硒、锗元素也有抗衰老的作用。新加坡学者研究认为，女性长期服用黑蒜可以让更年期晚 5 年左右到来。

新陈代谢、生老病死是自然规律，衰老是人类不可避免的过程。经过科学研究证明，衰老虽然不可避免，但却可以延缓和改变。

黑蒜的抗衰老作用源于大蒜含有强烈的抗氧化效果的物质成分超氧化物歧化酶，即 SOD。SOD 能消除生物体在新陈代谢过程中产生的有害物质，它可对抗与阻断活性氧自由基对细胞的破坏。黑蒜的 β－胡萝卜素是生蒜的 5 倍。β－胡萝卜素是一种抗氧化剂，具有解毒作用，在抗癌，预防心血管疾病、白内障及抗氧化上有显著的功效，是维护人体健康不可缺少的营养素。

大蒜还含有一种叫作 α－硫辛酸的物质。α－硫辛酸是 α－酮酸脱氢酶的重要组成部分，参与细胞能量释放的过程，作用于细胞的抗氧化剂。伯克利加利福尼亚大学分子细胞生物学教授莱斯特帕克博士把 α－硫辛酸称作“超强抗氧化剂”，它是所有抗氧化剂中“功能最多且活性最强”的一种兼具脂溶性和水溶性的抗氧化剂。α－硫辛酸具有强烈的消除自由基对人体细胞的破坏的作用，起到很好的抗衰老作用。值得一提的是，α－硫辛酸还能平衡血糖，促进葡萄糖的吸收，保护糖尿病患者的神经组织，帮助治疗由于蛋白质沉积在神经细胞中而导致的炎症，有利于患者改善血糖控制，减少使用胰岛素或降糖药物。还有利于提升肝脏问题如脂肪肝、肝硬化的治疗与保健效果。

五、黑蒜的增强免疫功能

免疫力是人体自身的防御机制，是人体识别和消灭外来侵入的病毒、细菌等异物，处理衰老、损伤、死亡、变性的自身细胞，以及识别和处理体内突变细胞和病毒感染细胞的能力。

黑蒜为天然补品大蒜发酵氧化而成，在加工过程中不仅没有添加任何成分，而且大大提高了其强身健体的功效，同时增强了人体免疫力，对多种病毒有明显抑制作用。

通过消费者服用黑蒜后得到的最普遍反馈信息显示：食用黑蒜一段时间后，平时常患感冒的消费者免疫力得到有效的提高，从而有效预防了由感冒引起的身体不适，精力明显比以前充沛，体力也有所提高。

根据一项黑蒜与新鲜大蒜提取物对小鼠细胞免疫功能影响的比较的实验证明：

1. 黑蒜增强 NK 细胞活性的能力明显优于鲜大蒜；

2. 黑蒜诱导 NO 水平产生明显强于鲜大蒜，提示黑蒜较鲜大蒜有更强的固有细胞免疫应答的诱导作用；

3. 黑蒜较鲜大蒜有更强的 Th1/Th17 型细胞免疫应答刺激作用。

动物实验显示，黑蒜中的脂溶性挥发油可显著提高巨噬细胞的吞噬机能，有增强免疫系统的作用。蒜素具有诱发淋巴细胞的作用，并且随着蒜素浓度的增高，淋巴细胞活动的频率也随之升高，说明蒜素可增强机体免疫力。蒜素还可启动单核细胞的分泌水平，促使溶菌酶大量释放，而溶菌酶能水解细菌细胞壁中的黏多肽使致病菌细胞破裂死亡，增强非特异性免疫功能。

发酵过程中蛋白质成分分解而成的赖氨酸、精氨酸等都有提高免疫力的功能。

六、黑蒜的广谱抗菌消炎作用

在抗菌消炎方面的表现，黑蒜显示出了其含有的蒜素所具有的广谱抗菌效果。它对流行性感冒病毒、乙型脑炎病毒、肝炎病毒、幽门螺杆菌、可致严重脑膜炎的新型隐球菌、肺炎双球菌、念珠菌、结核杆菌、伤寒杆菌、副伤寒杆菌、阿米巴原虫、阴道滴虫、立克次体、葡萄球菌、痢疾杆菌、霍乱弧菌等多种致病微生物都有杀菌作用。经科学实验证明,黑蒜的挥发性物质、浸出液及蒜素对多种致病菌都有明显的抑制或杀菌作用。大蒜是目前发现的天然植物中抗菌作用最强的一种,所以有"天然抗元素"之称。

在生活中,黑蒜抗菌消炎的应用可以说是极为方便实用。如服用黑蒜或黑蒜蒜皮煮水喝,对改善咽喉炎方面效果显著,能让哮喘气急患者明显症状减轻;我们所知的一些慢性鼻炎患者经服用黑蒜提取液加黑蒜蒜皮煮水熏蒸鼻腔后,症状明显得到缓解;黑蒜蒜皮煮水喝,对治疗口腔炎症、咽喉炎等效果也非常好。黑蒜蒜皮煮水用来泡脚,可以使得脚气炎症很快消除,并且使脚的皮肤光滑;如将蒜皮煮水后坐盆浸浴,对男性阴囊潮湿及女性生殖系统炎症也有很好的改善效果。如果是痔疮患者,在清洗之后,可将黑蒜酱涂抹于患处,也可将黑蒜软粒在睡觉前放置于肛门处,可以起到明显的消炎效果。黑蒜的蒜皮可以在没有创可贴的情况下,贴于皮肤创口,也有很好的防止感染作用,而生蒜蒜皮则没有黑蒜蒜皮这种效果。这些在日常生活中常见的疑难杂症问题,可以在黑蒜的实际应用中轻松得以解决,症状甚至得以完全改善的也不少见。一位年仅十四岁的自闭症女孩患有类似湿疹的皮肤病,在服用黑蒜的同时,用黑蒜皮煮水后用毛巾浸泡,每天热敷一次皮肤,竟然在一个月后,湿疹现象基本得以消失,原本皮肤瘙痒的现象也神奇地消失了,随之改善的还有睡眠障碍与顽固性便秘现象。

七、黑蒜与胃肠道

《黄帝内经·灵枢篇》记载:"肠胃之间,寒温不次,邪气稍至,蓄积留止,寒多则气涩,气涩则生积聚。"

俗话说:"葱辣眼,蒜辣心,芥菜辣鼻一根筋。"这里说的"蒜辣心”是指服食大蒜后心窝里有一种温热感。中医学认为大蒜能温中健胃。故《日华子本草》中讲大蒜有“宣通温补”的功效。

日本永井胜次博士的研究结果显示,摄入一定量的大蒜有治疗胃溃疡的效果,可以促进分泌胃液帮助消化。永进博士用白鼠做实验,结果显示,食用大蒜饲料的患有胃溃疡的白鼠比食用普通饲料的治愈速度更快,常服用大蒜的白鼠患上胃溃疡的概率显著降低!所以适量服用生蒜有利于胃炎和胃溃疡患者的康复,因为大蒜中的蒜素可以刺激肠胃黏膜,使其分泌出大量的消化酶,迅速消化掉肠胃中的食物;并且近来研究结果显示,蒜素有抑制胃部幽门螺旋杆菌的作用。

经过氧化和发酵转化了辛辣硫化物的黑蒜对胃病患者来说更是福音。黑蒜中的蒜素具有抑制幽门螺旋杆菌(HP)的作用,由于黑蒜的口感酸甜如果脯,没有生蒜的辛辣气味,因此黑蒜可以成为常用零食或者作为佐餐食用,大大提高了服用量,可以有效地降低幽门螺旋杆菌(HP)的感染概率,减少胃炎疾病的发生。另外蒜素还有保护和修复胃黏膜的作用。

1982 年,澳大利亚学者巴里·马歇尔和罗宾·沃伦发现了幽门螺杆菌,并证明该细菌感染胃部会导致胃炎、胃溃疡和十二指肠溃疡。由于缺乏人体试验对象,马歇尔自己吞服了含有大量幽门螺杆菌的培养液,试图让自己患上胃溃疡。5 天后,冒冷汗、进食困难、呕吐、口臭等症状接踵而来。10 天后,马歇尔在做胃镜检查时发现,自己的胃黏膜上果然长满了这种“弯曲的细菌”。人们惊呼马歇尔这种“疯狂举动”的同时,也逐渐意识到,幽门螺杆菌才是胃炎和胃溃疡的罪魁祸首。20 多年后,2005 年诺贝尔生理学或医学奖颁给了这两位科学家,并肯定了他们发现幽门螺杆菌以及幽门螺杆菌在胃炎及消化性溃疡中扮演的角色。诺贝尔奖评审委员会评价说,马歇尔和沃伦先驱性的发现,使胃溃疡从原先人们眼中的慢性病，变成了一种“采用短疗程的抗生素和酸分泌抑制剂就可治愈的疾病”。幽门螺杆菌似乎对人类“情有独钟”，人是这种病菌的唯一自然宿主。据估计，全世界约50%的人胃部都有幽门螺杆菌。在20世纪80年代初期，压力和生活方式等还被视为导致胃溃疡的主要原因，当时的医学界将胃溃疡看作一种慢性病，对它束手无策。马歇尔和沃伦的发现，革命性地改变了世人对胃病的认识，抗生素的治疗方法已被证明能够根治胃溃疡等疾病，大幅度提高了胃溃疡患者获得彻底治愈的机会。正如诺贝尔奖评审委员会所说：“发现幽门螺杆菌加深了人类对慢性感染、炎症和癌症之间关系的认识。”

世界卫生组织认定为一类致胃癌因子的幽门螺杆菌在我国高发地区的感染率高达60%，其传染性强，一人感染，全家都有风险。据统计数据显示，我国每年新发胃癌病例为68万例，占全球发病的一半左右，且大部分患者诊断时已为进展期胃癌，其中一个原因就是感染幽门螺杆菌的患者癌变的概率比普通患者高2.7～12倍；约90%以上的十二指肠溃疡、70%以上的胃溃疡和60%的胃炎都存在HP感染。胃癌是严重威胁我国乃至全球人类健康的恶性肿瘤。在解决幽门螺杆菌的治疗手段上往往采用三联或四联疗法，即使治愈了也不排除以后会再次感染。一方面，抗生素的副作用大，长期与大量使用会带来耐药性、肝肾副作用等；另一方面，孩子感染了还不能用抗生素治疗，怎么办？经过发酵氧化而成的有机黑蒜，它含有的蒜素不但可以抑制幽门螺杆菌，还可以起到修复胃黏膜的作用，且没有任何副作用。因此，如果经常服用黑蒜，可以大大降低胃部疾病的发生概率，尤其对于已经患有胃部疾病的患者，避免了因为服食普通大蒜而被其中的辛辣硫化物刺激到肠胃。经氧化发酵充分的黑蒜就可以多吃一些，营养成分也更容易吸收，而口感也是酸酸甜甜的，很容易为老人孩子所接受。我们说“黑蒜是肠胃疾病的克星，也是人类肠胃健康的福星”，真是一点也不为过。

通过黑蒜服用人群的大量反馈信息显示，黑蒜对于便秘、便溏具有双向调节改善作用，这也是我们目前所得到的最多、最快速显效的现象，尤其对于那些通过多种方法也无法解决的顽固性便秘患者，通常都能在增加服用量的情况下，得以解决。当然，由于个体体质不同，因人而异，显效时间不同，但都有效果体现；更重要的是黑蒜中的蒜素可以杀灭和清除因便秘引起的肠道毒素，这种既杀毒又通便的双管齐下作用，恐怕也只有黑蒜能做到。而便溏患者通常脾胃虚寒，营养不能很好吸收，身体痰湿、寒气重，往往又影响到睡眠质量。这些症状，通过长期服用黑蒜，都在不同程度上可以得到改善。在此值得一提的是，由于效果明显，作用显著，往往在服用前期，部分服用者的一些反应也表现明显，比如会出现肚子咕咕叫，放屁比较多的现象，肠道和胃部甚至有些微微疼痛或者烧灼感，如果不是强烈的反应，基本上都无大碍，属于肠胃的正常调整反应，也说明了蒜素对肠胃部位进行消除炎症的作用。但如果反应强烈的话，还是建议去医院进行检查。

八、黑蒜对肝脏的保护作用

研究显示，黑蒜的抗氧化活性极强，能抑制脂质过氧化酶对肝脏细胞膜结构的损伤，从而保护肝脏。黑蒜中的蒜素对由 CCl_4 与半乳糖胺诱发的小鼠肝细胞毒肝损伤模型呈现出良好的抗肝毒活性。

《毒理学杂志》2007 年 06 期刊登了王倩等的科研论文，揭示大蒜油对大鼠实验性脂肪肝的发生有预防作用。

肝脏是人体非常重要的也是最大的解毒器官，而谷丙转氨酶（GPT）升高是肝脏功能出现问题的一个重要指标。在常见的因素里，各类肝炎造成肝脏受到破坏都可以引起 GPT 升高。一些药物如抗肿瘤药、抗结核药，都会引起肝脏功能损害。大量喝酒、食用某些食物也会引起肝功能短时间损害。

在前面章节中谈到了经常接触铅或有铅中毒倾向的人食用大蒜,能有效地预防铅中毒。黑蒜的解毒作用同样表现在通过黑蒜中的S－烯丙基半胱氨酸和重金属成分及农药残留成分易结合成化合物,降低其对人体的毒性作用,并容易排出体外。

经充分发酵而成的黑蒜中的SOD含量超过了新鲜大蒜10倍左右,多酚成分超过了大蒜10～20倍,酶增加了5～6倍,酶的活性增加了8倍左右,尤其是蛋白质分解成的氨基酸中丙氨酸等成分对于肝脏的保护作用非常突出,很典型的情况是解酒能力的提高。蛋氨酸也可以防治慢性肝炎和急性肝炎、肝硬化等肝脏疾病;缬氨酸等支链氨基酸在肝功能衰竭上有很好的治疗效果。经长期服用出现老年斑淡化和皮肤光滑现象,在经常服用黑蒜的同时,用黑蒜的蒜皮煮水后洗脸与泡脚,效果更佳。

值得一提的是,黑蒜对水银中毒有很好的预防作用。工业化引起的水银污染,影响到食物的安全,可能引起食物中毒。黑蒜中的蒜素和蒜氨酸,在人体中经过分解、酸化、还原等一系列过程,会形成硫醇和硫醚,从而转化为酯和硫化物。硫醇与水银发生反应,可以将无机水银转化为有机水银,产生螯合反应,而这种螯合反应在纯天然的黑蒜成分作用下,对人体没有不良影响,有助于排出体内的水银,预防水银中毒的发生。

九、黑蒜的健脑益智作用

黑蒜中的蒜素和食物中的维生素B_1结合所产生的新成分蒜硫胺素,一方面能促进和发挥维生素B_1的作用,抑制神经末梢炎症的产生;另一方面可以增强碳水化合物氧化功能,为大脑细胞提供足够的能量,使思维敏捷。

黑蒜中的S－烯丙基半胱氨酸和阿霍烯能促进血液循环,提高血液红细胞的清澈度和白细胞的活跃性,为大脑提供充足的营养物质,促进免疫代谢。

赖氨酸可以促进大脑发育;谷氨酸参与脑的蛋白和糖代谢,促进氧化,改善中枢神经活动,有维持和促进脑细胞功能的作用,提高智力。维生素C使神经血管通透性好转,使大脑及时顺利地得到营养补充,从而促进智力提高。

十、黑蒜的调节血糖水平作用

最新资料显示,科研人员用黑蒜提取物喂养家兔进行葡萄糖耐量试验,测得黑蒜组的最大血糖下降值为12.4% ±1.2%,蒸馏水对照组则为1.8% ±0.5%,此说明黑蒜对控制血糖有明显效果。他们又给由四氧嘧啶所导致糖尿病的大鼠经口摄取黑蒜提取物,也显示出黑蒜有降血糖作用。研究表明,黑蒜能影响动物肝脏中糖原的合成,减少其血糖水平并增加血浆的胰岛素水平。

药理研究证明,蒜素具有保护性降血糖作用。大蒜提取物不仅有降低血糖的作用,同时还可以修复萎缩的胰岛细胞,减缓胰岛细胞压力,最大限度地恢复胰岛自身调节血糖的能力。黑蒜中还含有S-甲基半胱氨酸亚砜和S-烯丙基半胱氨酸亚砜,此含硫化物可防止胰岛素破坏,有降血糖作用。黑蒜中含有的生物碱也具有降低血糖成分,增加胰岛素的功能,更重要的是它对正常血糖值并无影响。甘氨酸可降低血液中的血糖值,防治糖尿病;异亮氨酸有促进胰岛素分泌、调节血糖的功能。

通过服用者的感受可知,一方面,黑蒜中的阿霍烯成分可以起到净化血液,降低糖尿病患者血液黏稠度,以及S-烯丙基半胱氨酸所产生的杀菌消炎作用,防止或减轻血液中病菌感染;另一方面,经长期服用后,患者精神状态明显改善所带来的生活信心,对身体的康复显得格外重要。

十一、蒜硫胺素的作用

黑蒜中的蒜素与维生素 B_1 结合可产生化合物蒜硫胺素。这种物质可还原身体所需要的维生素 B_1，预防和消除因缺失 B 族维生素所引起的神经末梢炎症。

蒜硫胺素还具消疲劳、强体力的效果。

黑蒜中的肌酸酐成分参与肌肉活动，对肌肉劳损有修复作用，可以减轻因肌肉损伤而引起的不适与疼痛。肌酸酐作为蒜氨酸中的成分，有助于增强肌肉的力量和促进生长发育。它还能促进男性精液生成，可使精子数量大增，所以有“吃蒜精力旺盛”的说法，因此对优生优育有意义。

十二、阿霍烯与动脉硬化

关于阿霍烯在抑制癌症方面的作用前面已有描述。经过充分发酵和氧化作用的黑蒜所生成的阿霍烯，另外一个显著的作用就是净化血液。阿霍烯被誉为“血管清道夫”，能够强力清除自由基，清除血液垃圾。阿霍烯和 S－烯丙基半胱氨酸是具有强有力改善动脉硬化的黑蒜中的独特成分，并且大蒜中所有的阿霍烯的有效作用在黑蒜中同样具备甚至表现更为突出，在日本的科学研究中有明确的记载。

阿霍烯是一种高生物活性的硫化物。但阿霍烯很少出现在自然食品材料中，只会在大蒜、洋葱等含硫食品的加工中产生，且含量极少。据有关科研结果得出结论：①在大蒜发酵氧化成为黑蒜的转化过程中，阿霍烯含量随时间呈线性增加，其含量和清除自由基能力达到新鲜大蒜的 9 倍和 8 倍以上；②黑蒜的阿霍烯含量，随着新鲜大蒜中的蒜氨酸含量、反应过程中最大大蒜辣素含量的增加呈线性增加，这证明了大蒜中蒜氨酸经过大蒜辣素向阿霍烯的转化过程。

并且黑蒜中丰富的丝氨酸、蛋氨酸、甘氨酸等不仅能降低胆固醇和血栓风险,还能调节血压、软化血管和解毒,是黑蒜中抗动脉粥样硬化作用的有效成分。黑蒜的营养成分中,食物纤维可以螯合胆固醇,从而抑制人体对胆固醇的吸收,可防治高胆固醇血症和动脉粥样硬化等心血管疾病。最近的研究表明,其富含的镁能防治心血管疾病、骨质疏松症和某些肿瘤。丰富的微量元素硒可以保护心血管和心肌健康,抑制肿瘤的发生。研究发现,长期吃黑蒜的人,血管内壁的沉积比不吃的人要少很多。

美国俄亥俄州立大学医学教授联合德国心血管药理研究中心的研究人员进行实验,检测 200 多名德国人的大动脉硬化程度,其中有一半人每天坚持服用 300 毫克以上的蒜制品,连续服用两年,结果显示,服用蒜制品的人比不服用的人的动脉硬化程度平均水平低 15% 。

日本对比了服用黑蒜前后的红细胞变化,结果发现长期服用黑蒜的人的红细胞变得清澈,白细胞变得活跃。

民间俗语云“怕猝死,睡前蒜”“睡前一头蒜,死神靠边站”。多吃有机黑蒜可以大大降低心血管、脑血管意外,如心梗、脑梗的发生。

十三、谷胱甘肽的解毒作用

谷胱甘肽(glutathione,GSH)是由谷氨酸、半胱氨酸和甘氨酸结合,含有巯基的三肽,具有抗氧化和整合解毒作用。黑蒜中所含的长寿因子谷胱甘肽,在硒的参与下,生成谷胱甘肽氧化酶,具有恢复青春、延缓衰老的功能。半胱氨酸上的巯基为谷胱甘肽活性基团(故谷胱甘肽常简写为 G - SH),易与某些药物(如对乙酰氨基酚)、毒素(如自由基,碘乙酸,芥子气,铅、汞、砷等重金属)等结合,而具有整合解毒作用。故谷胱甘肽尤其是肝细胞内的谷胱甘肽能参与生物转化作用，从而把机体内有害的毒物转化为无害的物质，排泄出体外。谷胱甘肽还能帮助保持正常的免疫系统的功能。谷胱甘肽具有广谱解毒作用，不仅可用于药物，更可作为延缓衰老、增强免疫力、清除自由基、抗肿瘤等功能性食品的基料而广泛应用。

同时补充谷胱甘肽、维生素 A 和维生素 C，能够保护前列腺素免受自由基的攻击。

谷胱甘肽被誉为“人类健康的长寿因子”“广谱解毒剂”以及“抗氧化之母”。

十四、黑蒜对风湿病、神经痛的作用

风湿病在医学界属于发病原因不明的疾病，患者发病时疼痛难耐。风湿病会引起心脏功能障碍、血管壁周围炎症、关节炎等，甚至出现关节僵硬变形、肌肉麻痹、骨萎缩等问题。治疗时，西医一般采用镇痛剂药物缓解，并无特效药；中医通常采用中药、拔罐、艾灸等方法。

古书记载大蒜能“除风湿，破冷风”，对风寒湿类关节炎有抑制作用，也有降低血钙的作用。据有关资料显示，大蒜提取物对实验性关节炎有抑制作用，对实验性皮下肉芽囊的渗出则无影响。而黑蒜除了大蒜所具有的消疼除湿功能外，对关节的帮助是生蒜所不能及的。因为通过发酵氧化后，生蒜中的蛋白质分解成了氨基酸，碳水化合物分解成了果糖，而氨基与糖的聚合物对关节的营养补充非常容易吸收，可以很充分地减轻关节疼痛症状。在实践中，我们推荐一些患者将黑蒜切片敷在疼痛的关节部位，用艾灸的方法可以很快产生镇痛效果；有条件的可以将经过脱水处理的黑蒜干粒浸泡高度白酒后，既可以用来喝，又可以外用关节部位，活血止痛的效果十分显著。作为温性食物，加上阿霍烯与蒜素的作用，黑蒜尤其对风湿性关节疼痛的改善有很大的帮助。

神经痛和风湿病一样，在医学界属于病因不明的疾病。神经痛大致分为症候性神经痛和真性神经痛。其中真性神经痛由于发病原因不明，所以没有特效治疗方法。患者通常服用镇痛剂止痛，而镇痛剂既不能治愈神经痛，又有强烈刺激胃黏膜的副作用。

正如黑蒜在风湿病方面的作用，黑蒜中的蒜素对于神经痛同样有很好的效果。蒜素通过血液可以轻松到达人体疼痛部位，有效缓解肌肉神经疼痛，减轻患者的痛苦。一方面，由蒜素和维生素 B_1 结合形成的蒜硫胺素，对神经痛和肌肉痛有很好的镇痛效果；另一方面，黑蒜中的多种氨基酸具有营养和修复神经肌肉的作用。如果在服用黑蒜或者黑蒜提取液的同时，结合黑蒜灸、黑蒜酒等，内服外用效果将更加明显。

十五、黑蒜的壮阳效果

作为温性食物的大蒜，壮阳作用在民间广为流传。一则是大蒜可以加快血液循环，促进血液健康，有利于改善男性勃起功能；再则富含蒜素的温性食物大蒜，能够刺激雄性激素的分泌，并且能够增加精子数量，科研人员通过兔子及小白鼠实验验证了大蒜的壮阳功能。而今，黑蒜的出现，使原本受限的服用量发生改变，黑蒜可以当成零食或者水果一样食用，从而更容易摄取营养素，因而也表现在壮阳方面更加显效。

经研究发现，黑蒜的壮阳效果与西班牙苍蝇、育亨宾等催情素不同，并不是单纯地通过刺激中枢神经来提高性欲望，而是人体吸收了蒜素后刺激了内分泌水平的提高，因而其作用是持续性的；并且黑蒜对人体的作用是整体性的，在提高性能力方面不同于一般具有精力衰竭副作用的催情剂，尤其是服用有机黑蒜是十分安全的。

喜欢喝酒的，经常喝点经过脱水处理的有机黑蒜干粒浸泡的纯酿白酒，更可以通过酒精的作用将黑蒜中的有效成分更充分的浸泡出来，并送达身体中的各个部位，特别是经过半个月以上时间的浸泡，维生素 V 成分得以释放，在壮阳和辅助治疗前列腺问题方面表现不凡。

十六、黑蒜在护肤美容方面的发展前景

黑蒜中的蒜素成分可以燃烧及分解体内营养素成为热量，刺激皮肤血管加快血流速度，从而恢复和促进脸部血液循环，增加皮肤的光泽。由于加快了皮肤的新陈代谢作用，使得皮肤细胞里的黑色素无法生成，雀斑也随之消失。黑蒜所含成分具有使皮肤角质层软化的作用，故而较浅的皱纹也会消失，粗糙的皮肤变得光滑，使得皮肤容易变得白皙而又充满光泽。黑蒜中含有的挥发油能够促进毛发变黑并生长，对秃头也有治疗效果。因此，将黑蒜泥敷在头皮上具有美发作用。

黑蒜中的维生素 B_2 含有黄素单核苷酸和黄素二核苷酸，它们是蛋白质代谢所需的辅酶，具有保护皮肤弹性和柔美的作用。大蒜中的有机硫成分除了对皮肤和头发有保护作用之外，还能强化指甲。

韩国和日本的学者认为，大蒜具有抑制肥胖的作用。而发酵充分的黑蒜，由于服食方便，口感又是酸酸甜甜的，像果脯一样，可以作为零食服用，完全不用担心口腔异味的问题，因此特别适合爱美女性食用。从大量的服食效果来看，黑蒜在减肥和改善形体方面的确不容小觑，效果惊人。俗话说“脸要白净，肠先干净”，黑蒜在肠道方面双向调节便秘、便溏的表现的确令人满意。而且黑蒜对于需要增肥的偏瘦女性来说，同样具有很好的作用，这应该理解为黑蒜可以促进肠胃消化吸收功能，对于营养不良者起到了增加营养的功效。

民间有用在皮肤美容和祛除色斑上的大蒜酒和大蒜浸膏。如有大蒜过敏症或者皮肤比较敏感的人,建议先少量试用,试用后无不良反应或者适应后再使用为好。当然这种情况主要表现在生蒜中,黑蒜中极为少见。

日本的科研专家认为黑蒜中的有效成分可以消灭导致皮肤老化和产生黑斑与皮疹的活性氧自由基,激活皮肤细胞,改善皮肤微循环,加强皮肤的自然愈合力,提高皮肤的各项机能,达到美容作用。比如成立于1974年的以无臭大蒜化妆品的开创者而声名远扬的日本青山Garlinu研究所(典子堂)就是将大蒜提取液和在乳液产品和化妆水中,其产品至今在日本美容界十分风靡。

正是无臭、无刺激性异味的黑蒜在美容方面的杰出表现,因此开发黑蒜美容产品的前景十分广阔。

十七、黑蒜的温热效用

服食黑蒜后较普遍的反应是身体温暖,而身体温暖是身体健康的重要表现,体温与健康与否极为相关。生命之本在温,生命之源在水,体温的正常升高,比如通过锻炼、服食温性食物、泡温泉等,将有益于身体免疫力的提升;反之,体温低下者容易出现免疫力下降、过敏。并且癌细胞有喜冷怕热的特性,当人体体温低至35℃左右时,癌细胞极容易繁殖,因此提高体温是增强免疫、预防疾病的重要举措。在日本,就有服食黑蒜治疗虚冷症和“三明治式温热疗法”治疗癌症的相关研究报道。

十八、黑蒜在治疗艾滋病继发性感染方面的实践

艾滋病是一种免疫缺陷性疾病,主要是免疫系统中T细胞大量破坏和凋亡,而使机体丧失自身免疫调节能力所致。而黑蒜对淋巴细胞有启动作用,并促使机体启动T细胞的活性,可明显增强细胞的

免疫功能。临床实验亦证明了蒜素可以治愈艾滋病继发性之感染。

据有关资料显示，中国援外医疗队在乌干达金贾市医院用大蒜治疗的98例艾滋病患者，有64例患者的症状出现明显好转。大蒜中的硒元素可以抑制细胞免疫反应，恢复和重建艾滋病患者的免疫系统功能。因此，大蒜是一种免疫激发型中草药。

在南非，一种名叫爱莱欣的蒜萃取物，已经治愈了发生在儿童艾滋病患者口腔和喉咙部位的次迪德感染。

在美国洛杉矶、纽约，研究人员用蒜素治疗过数千名艾滋病患者的机会性感染。由于免疫力丧失，艾滋病患者可能发生细菌、分枝杆菌、真菌、原虫等病毒感染。利用蒜素的抗病理微生物的作用，以治疗感染性疾病。

十九、黑蒜的化学成分

黑蒜不仅含有18种氨基酸，而且还含有丰富的热量、肽类、酶类、蛋白质、苷类、维生素、脂肪、无机物、糖类、微量元素及含硫化合物等多种成分。

黑蒜中含有18种氨基酸，含有人体中几乎所有的必需氨基酸，其中含量最多的是谷氨酸、精氨酸、天门冬氨酸、胱氨酸、组氨酸、亮氨酸（表4－3、表4－4）。

维生素：维生素C、维生素B_1、维生素B_2、维生素B_6、维生素E、维生素A等。

微量元素：镁、铁、钾、钠、钙、锌、硒、锗等。

含硫化合物：目前认为黑蒜中主要生物活性物质为黑蒜所特有的含硫化合物。

碳水化合物：黑蒜中还有还原糖（主要为葡萄糖和果糖）、多聚糖等。

黑蒜的化合物多达几十种，主要为二烯丙基二硫单氧化物（大蒜辣素，性状极不稳定，极易自身合成为阿藿烯）、甲基烯丙基硫、二烯丙基二硫化物(蒜素)、二丙烯基三硫化物(大蒜新素)、二烯丙基四硫化物、二烯丙基硫代硫酸酯、二烯丙基硫代磺酸酯(阿霍烯)等。

表4-3 黑蒜中重要成分氨基酸及其微量元素的作用

天门冬氨酸	改善心肌收缩、保护心肌、增强肝脏功能,具有防止和消除疲劳的作用。可治疗心绞痛,对心肌梗死等有防治效果。增加食物的鲜味,促进食欲
苏氨酸	为人体必需氨基酸。是一种营养强化剂,缓解疲劳,促进生长发育,阻止艾滋病病毒侵入体细胞、调节其他氨基酸达到平衡作用
丝氨酸	有助于免疫血球素和抗体的产生、帮助减肥、维持免疫系统,合成的补充剂可以治疗痴呆症和老年记忆损失
谷氨酸	参与脑内蛋白质和糖代谢,用以治疗肝性昏迷、改善儿童智力发育、生发、脑震荡或神经损伤、癫痫及弱智。在特殊情况下,如高强度运动训练和胃肠道功能紊乱时人体必需的氨基酸,帮助去除体内过量的氨,为免疫系统、大脑系统和消化系统正常运作所必需
脯氨酸	营养不良、蛋白质缺乏症、严重胃肠道疾病、烫伤及手术后的蛋白质补充,抗氧化,调节细胞渗透平衡
甘氨酸	营养补充、抑菌、抗氧化、适用于支气管哮喘、肺气肿、医药上用于治疗重症肌无力和进行性肌肉萎缩、胃酸过多、慢性肠炎、儿童高脯氨酸血症等疾病。降低血液中的胆固醇浓度,能防治血凝、血栓,防治高血压。降低血液中的血糖值,防治糖尿病
丙氨酸	预防肾结石,协助葡萄糖的代谢,有助缓和低血糖,改善身体能量。能促进血液中酒精的代谢(分解)作用,增强肝功能,是维持神经系统平衡和肝脏中氨基酸的转移所必需的

续表

缬氨酸	为人体必需氨基酸。作用于黄体、乳腺及卵巢，协同修复组织、防止肌肉衰弱、调节血糖、清肝毒、修复肝功能衰竭和吸毒导致的器官损害
胱氨酸	是一种二聚氨酸，由两个半胱氨酸通过氧化形成的有机硫合成半胱氨酸，即胱氨酸，具有非常强的抗氧化和去除有害毒素的能力。用于脱发症、痢疾、伤寒、流感等传染病，气喘，神经痛，湿疹，使肝脏功能旺盛，并能中和毒素、促进白细胞增生、阻止病原菌发育，也用于治疗类风湿关节炎和动脉硬化，促进术后恢复，帮助脂肪燃烧和肌肉重塑，延缓人体衰老
蛋氨酸	为人体必需氨基酸。参与组成血红蛋白、组织与血清，促进脾脏、胰脏及淋巴功能，保护肝脏和心肌，降压，抗抑郁，祛除重金属化学等毒素
异亮氨酸	为人体必需氨基酸。参与胸腺、脾脏及脑下腺的调节以及代谢，作用于甲状腺、性腺，修复肌肉，控制血糖，促进皮肤和骨骼的修复愈合
亮氨酸	为人体必需氨基酸。修复肌肉，控制、调节血糖，修复肝细胞及再生，改善低蛋白血症，协同其他氨基酸用于感性脑病、慢性肝病
酪氨酸	美白品原材料，减轻白癜风，抗抑郁，治疗甲状腺亢进，合成药物治疗脊髓灰质炎、脑炎、甲状腺功能亢进等
苯丙氨酸	为人体必需氨基酸。是生产肾上腺素、甲状腺素和黑色素的原料，参与消除肾及膀胱功能的损耗，抑制癌瘤生长，降低药物毒副作用；可以影响人的情绪，用于治疗抑郁症
组氨酸	为人体必需氨基酸。扩张血管，降低血压、治疗心脏病、胃溃疡、过敏、贫血等，用于风湿性关节炎、尿毒症患者药物。它对神经细胞起保护作用，在形成红细胞、白细胞时也是必需的，并且保护身体免受辐射危害，促进胃液的形成

续表

色氨酸	为人体必需氨基酸。促进胃液及胰液的产生、帮助睡眠、帮助维生素 B_3(烟酸)及血红素的合成、防止癞皮病,可以舒缓压力,有利于心脏,抑制儿童的极度活跃神经,促进成长过程中荷尔蒙的释放
赖氨酸	为人体必需氨基酸。促进人体及大脑发育,是肝及胆的组成成分,能促进脂肪代谢,调节松果腺、乳腺、黄体及卵巢,防止细胞退化,增强免疫功能,增进食欲,均衡营养,防止骨质流失,抗炎止痛,抵制单纯疱疹和带状疱疹病毒,改善失眠,降低血中甘油三酯的水平,预防心脑血管疾病的产生
精氨酸	促使尿素排除,保肝护肝增加肌肉活力,保持性功能,促进精子生成增加其运动能量,保持体内氮平衡,亦适用于高氨血症、肝脏机能障碍等。精氨酸在促进皮肤创伤的康复、释放荷尔蒙和治疗勃起功能障碍中显示其重要作用。促进体内尿素生成,治疗肝昏迷等。有抑制癌症作用
钠	人体肌肉组织和神经组织中的重要成分,并参与其功能调节、维持血压正常、是胰汁、胆汁、汗和泪水的组成成分,增强神经肌肉兴奋性,维持体内酸和碱的平衡,调节体内水分与渗透压
钾	调节细胞内适宜的渗透压和体液的酸碱平衡,参与细胞内糖和蛋白质的代谢。有助于维持神经健康、心跳规律正常,可以预防中风,并协助肌肉正常收缩,降压
镁	镁能防治心血管疾病、骨质疏松症和某些肿瘤。酶激活剂,促进骨骼形成,调节肌肉兴奋度,维护肠道和激素功能,帮助钙质吸收,增强神经传导功能,调节血糖转化,调节人的心脏活动,降低血压,预防心脏病,提高男士生育能力
锌	促进人体生长发育、维持人体正常食欲、增强人体免疫力、促进伤口和创伤的愈合、影响维生素 A 的代谢和正常视觉、维持男性正常的生精功能、调节影响大脑生理功能的各种酶及受体

续表

钙	是人体骨、齿的主要成分,影响肾经传递、肌肉收缩、血液凝结等,是人体内200多种酶的激活剂。钙可以调节心脏搏动,降低血压,减少血液中的胆固醇,促进伤口愈合,影响人体的生长发育和健康
铁	参与氧的运输和储存,直接参与线粒体能量的释放。还可以促进发育,增加对疾病的抵抗力,调节组织呼吸,防止疲劳,构成血红素,直接参与人体代谢
硒	被誉为"重金属的天然解毒剂",同时可以防止器官老化与病变,延缓衰老,增强免疫力,抵御疾病,抵抗有毒害重金属,减轻放化疗副作用,防止克山病、大骨节病、关节炎,防癌抗癌
锗	活化生物电流,促进血液循环,改善及预防身体的不适感、保护红细胞,抵抗外来射线的袭击,使之不受损害、代谢、免疫力恢复并提高身体的自然治愈力,抗肿瘤,抗炎症,抗病毒,提供人体少量能源。有机锗几乎无毒性,具有诱发自身干扰素、增加NK细胞活性、活化巨噬细胞、促进抗体产生及抗肿瘤、抗衰老、改善骨质疏松、防早衰、防治高血压等保健效用

以上参考内容摘自:卫生计生委权威医学科普传播平台、中国化工学会、中国食品科学技协会、中国农业大学、中华人民共和国药典、生物化学教程、中国有色金属学会、中国百科全书、科普中国、中国稀有金属网及相关书籍资料。

表4-4　黑蒜中18种氨基酸含量表

名称	每100克中含量	名称	每100克中含量
天门冬氨酸	670毫克	蛋氨酸	60毫克
苏氨酸	200毫克	异亮氨酸	150毫克
丝氨酸	200毫克	亮氨酸	300毫克
谷氨酸	1150毫克	酪氨酸	190毫克
脯氨酸	100毫克	苯丙氨酸	210毫克
甘氨酸	240毫克	组氨酸	400毫克

续表

名称	每100克中含量	名称	每100克中含量
丙氨酸	290毫克	色氨酸	60毫克
缬氨酸	270毫克	赖氨酸	170毫克
胱氨酸	540毫克	精氨酸	710毫克

注：以上黑蒜中氨基酸含量表来源于loboho乐百岁提供的SGS检测数据。

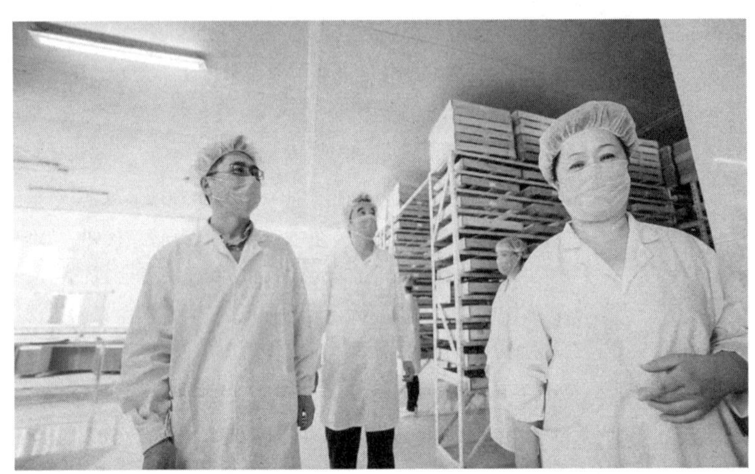

作者(左一)在黑蒜氧化车间考察

二十、黑蒜食用过程中出现的几种常见调整反应现象

因个体差异不同，有少部分患者会出现如下“调整反应”现象：

症状1：在服用黑蒜前期，有人或多或少会出现前期1周至1个月甚至更长时间中眼睛排泄物(眼屎)或眼泪较多的情况，因排泄物而导致视力模糊现象，过一段时间就会消失。原因是黑蒜促进了眼部新陈代谢，加快垃圾和痰湿等排毒现象。从发酵原理上理解，失去了辛辣素的黑蒜不会对眼睛形成刺激，而这种现象正是黑蒜中的酶及蒜素的作用，促进了眼部新陈代谢，加快了“痰湿”和血液垃圾的排出，对预防和改善眼底黄斑疾病起到积极的作用。当然，当眼底有出血症状时，要注意停止服用温性食物，平时要注意食物的合理调节。

症状 2：体温升高，偶见口角生疮出疹，类似上火现象。原因是体温升高时血液循环加快，温性食物有利于促进新陈代谢，是提升阳气、提高人体免疫力的一种表现。食用黑蒜不会上火，因为上火是指口角生疮、大便干结便秘、咽喉肿痛等综合症状，而黑蒜有利于润肠通便、消除炎症，因此不属于上火症状。偶见口角生疮出疹，类似上火现象，是因为增加了排毒速度，内热和毒素直接通过皮肤排出。

解决方法：一般情况下可保持正常服用量。如果是阴虚内热型体质，服用量可由少及多，做适应性调整。可适度多喝一些滋阴清热的食物，多喝水或多锻炼，帮助身体及时排毒。因为增加了人体代谢速度和适度的体温升高，由于排毒功能较弱，人体的淋巴和体液系统里的病毒或有害细菌等垃圾不能及时排出体外，而身体自我调节过程中会以生疮或出疹的形式来及时帮助排出体外。

症状 3：多屁或肚子咕咕叫，偶见便溏或便秘现象。原因是黑蒜能促进肠道蠕动功能，增加人体血液流动速度和促进体内代谢，同时消耗了体内较多水分，导致肠道水分调动异常。

解决方法：食用黑蒜时，应喝适量的温开水以补充缺失水分，改善代谢，减轻反应，坚持服用一段时间后一般会自然消失。

症状 4：前期血压波动。原因是黑蒜增加了血液流动速度，而血管壁的软化和微循环的改善需要一定过程，于是出现管壁侧压力稍微波动。

解决方法：如血压在正常范围可忽略，如超出正常值较高，建议减少食用量，增加食用次数即可，稍给时间调整，达到一定的量效关系后，血管和血流达到稳定状态即可消除症状。

症状 5：胃部轻微烧灼感，偶见肠胃不适或腹部微痛感。原因是黑蒜富含蒜素和 18 种氨基酸等营养成分，如果胃部有炎症或胃黏膜有损伤及肠道吸收能力差的人（日常无明显症状），食用后在杀菌消炎和修补受伤组织的时候会出现轻微不适感。

解决方法：如果症状反应强烈，可建议随餐或餐后再吃，或少量多次，逐渐递进的方法，好转反应过后，建议空腹继续食用。如有严重症状者，建议去医院检查病因。

二十一、安全说明和适用提醒

蒜在科学上是十分安全的可食植物，是重要的药食兼用的蔬菜，自古以来，已被人食用长久，被视作天然营养食物。但专业人士提醒我们，任何食物都不可食用过量。由于个体差异性及身体状态的不同，对食物的吸收和适用能力也存在差异，所以要根据自身状态确定食用量，特别是要听取专业人士的建议。目前为止，尚未发现我国有对黑蒜食用人群的禁忌方面的研究，但在日本据说有三万分之一的人对发酵食品过敏。对于这样的人群自然不建议食用黑蒜。而一般的过敏虽然不会对身体产生伤害，但会让身体感到不适，比如体温升高和皮肤红肿。然而体温升高又何尝不是身体的某种反应？因为有些人体质的特殊原因，对外界环境极为敏感，平时应远离过敏源。对不是很严重的过敏而言，可以渐渐地递进接触，使得身体习惯和适应这些物质。

特别要强调的是，因黑蒜的温热效应和加快血流作用，凡病理性出血期间，如手术或眼底出血等情况下，不宜食用黑蒜。

目前，研究人员还在对黑蒜的营养价值和药理成分进行科学实验和探究。而食用黑蒜食品的病人必须继续服用医生开出的药物，在具备专业知识的前提和指导下，进行合理的医养结合治疗。健康的生活方式包括良好的心态、均衡的饮食和适当的运动。

二十二、关于体温与健康

日本著名的健康养生专家、医学博士、石原医学研究院院长石原结实教授通过大量的病患的切身体会，验证了提高体温对癌症、抑郁症、肥胖和心脑血管疾病的积极作用。他在其著作《温度决定健康》一书中，提到了正常体温上升1℃，免疫力增强5～6倍。如果体温每下降1℃，新陈代谢则减少12%。也就是说，体温低会导致代谢紊乱，造成脂肪聚集在血管内侧和内脏周围，导致动脉硬化、高血脂、高血压等病症。按理来说，癌症可以发生在人体的任何部位，但我们却从来没有听说过“心脏癌”“脾癌”的，为什么呢？因为心脏是人体中产生热量最多的器官，24小时不停地工作，心脏重量仅占人体重量的0.5%，却产生人体11%的热量；而脾脏在人体的上腹部，接近胃下方，是一个重量为100克左右的红色内脏器官，脾脏为人体制造淋巴细胞和白细胞，并有储存红细胞的作用。脾脏和心脏的共同特点，是它们都是人体温度最高的器官，所以不会罹患癌症，因为癌症只在温度低的部位才会产生。

而今，关于温度与健康的关系，可见诸国内外专家学者的诸多论述，石原结实教授的观点具有代表性。

长期坚持食用黑蒜的人，体温可正常升高0.5～1℃，对健康非常有帮助。

第五章　黑蒜在日本的研究与应用

日本在功能性食品领域的研究位于国际前列,对黑蒜方面的研究走在了世界科研与实践的前沿。本书将收集到的日本相关于黑蒜的一部分有参考价值的资料提供给读者,以帮助我们进一步了解黑蒜知识在国外的应用。这些论述在翻译中尽可能保持原文的表述,由于国情和研究程度的不同,我们在阅读理解及参考时,务必要有选择性地进行分析和借鉴。

一、日本国际医疗协会会长上原义贵教授关于黑蒜的论述

日本国际统合医疗协会医学部负责人和日本发酵黑蒜健康研究协会上原义贵教授在中国大连对关于发酵黑蒜的演讲稿中提到:根据中国的流行病学调查发现,食用生蒜或同类蔬菜包括韭菜、大葱、藠头等的区域的居民与不食用这类蔬菜区域的居民相比较,胃癌、食道癌、大肠癌的发病率存在3倍之差。在这些属于葱属植物的蔬菜里,发现了诸多控制癌细胞产生和渗透的元素。

原宏前大学佐佐木教授专门做了NK细胞杀伤活性的检测实验。通过连续5天给小白鼠腹腔注射黑蒜提取液与生大蒜提取液后进行对比,与正常对照组比较,黑蒜提取液和生大蒜处理后3~5

天均显示 NK 细胞杀伤活性显著高于正常对照组；黑蒜处理后第 4 天和第 5 天 NK 细胞杀伤活性最高，均显著高于生大蒜组。自然杀伤细胞（natural killer cell，NK）是机体重要的免疫细胞，不仅与抗肿瘤、抗病毒感染和免疫调节有关，而且在某些情况下参与超敏反应和自身免疫性疾病的发生。

1. 通过人类疾病史，我们能够领会到的疾病有外因性疾病和内因性疾病。如：

13 世纪：风土病（地方病，如偏远内陆地区的人容易缺碘）。

14 世纪：麻风病（麻风病是由麻风杆菌引起的一种慢性传染病，主要侵犯皮肤和周围神经）。

15 世纪：鼠疫（鼠疫是由鼠疫杆菌引起的自然疫源性烈性传染病，也叫作黑死病）。

16 世纪：梅毒（梅毒是一种慢性接触性传染病）。

17 世纪：天花（天花是由天花病毒引起的一种烈性传染病）。

18 世纪：猩红热（猩红热是由一种 A 组乙型溶血性链球菌引起的急性出疹性呼吸道传染病）。

19 世纪：白喉（白喉是由白喉杆菌引起的一种急性呼吸道传染病）。

20 世纪：结核病、癌症、心脑血管系统疾病、肝炎、精神障碍。

21 世纪：癌症、心脑血管系统疾病、糖尿病、变态反应引起的疾病、精神类疾病。

2. 2005 年三重县开发的熟成发酵黑蒜，通过 2006 年弘前大学医学部佐佐木教授发布的黑蒜的医学研究，掀起了食用发酵黑蒜的热潮。佐佐木教授发表论文的内容如下。

同时将 10 只小白鼠身上种植 600 万个癌细胞，用人工的方式让它患上癌症。将这 10 只小白鼠按 5 只一组分为 A 组和 B 组。A 组每天喂 3 次，间隔 2 天，再每天喂 3 次 3 毫克的黑蒜提取物。B 组不做任何治疗：

五周以后：

A 组:2 只小白鼠的癌细胞完全消失,而其他 3 只的癌细胞减少了 50%,通过这项实验,证实发酵黑蒜具有接近完全消灭癌细胞的功效。

B 组:5 只小白鼠的活动缓慢,各脏器功能衰竭,临近死亡。经检测,癌细胞繁殖了 2 倍。

为了进一步研究,佐佐木教授重复进行了同样的实验。同样分为 A、B 两组。

A 组:其中 3 只小白鼠身上的癌细胞完全消失,2 只小白鼠癌细胞减少了 50%。

B 组:5 只小白鼠的活动迟缓,主要脏器功能衰竭,临近死亡。经检测,癌细胞比原来增加了 2 倍。

佐佐木教授用生蒜替代黑蒜进行了同样的实验。A、B 两组的小白鼠没有发生明显的改变。

通过实验证实了食用发酵黑蒜和生蒜的疗效有本质的不同。

3. 自古以来,生蒜不仅作为烹调上的香辛料,也被视为天然杀菌剂,有“天然抗生素”之称,被世人所重视。生蒜的药效从古埃及时代就广泛地被认可。

生蒜在各种感染性疾病、循环系统疾病、预防癌症领域里的显著疗效已被证实。

生蒜具有提高免疫力(自然治疗能力)的功效,其效果可以通过提高对病原菌和癌细胞的抵抗力来实现。

4. 生蒜在循环系统疾病的预防和治疗上有显著疗效,通过临床试验已得到证实。尤其在高脂血症和高血压等方面有明显疗效。在改善心功能和脑血管意外方面被广泛推荐使用。并且,生蒜里富含抗癌的成分,美国国立癌症研究所将生蒜排在了 48 种抗癌食物的首位。

因为生蒜具有独特的辛味和刺激胃肠的作用,不宜过多食用。通过发酵熟成,生蒜的辛味和刺激性没有了,生成了新的 S-烯丙基半胱氨酸。S-烯丙基半胱氨酸具有抗氧化能力,在预防癌症方面的疗效早已被认可。

食用发酵熟成黑蒜,在提高免疫力、抗氧化抗衰老等方面被视为21世纪的首位健康食品。

5. 各种疾病并不一定需要通过化学药物疗法、放射疗法、手术疗法来治疗,也可以通过14种免疫细胞的协同作用来治疗。化学药物、放射线、手术都可以阻碍、减弱和消除14种免疫细胞的活性。

6. 14种免疫细胞如下所示。

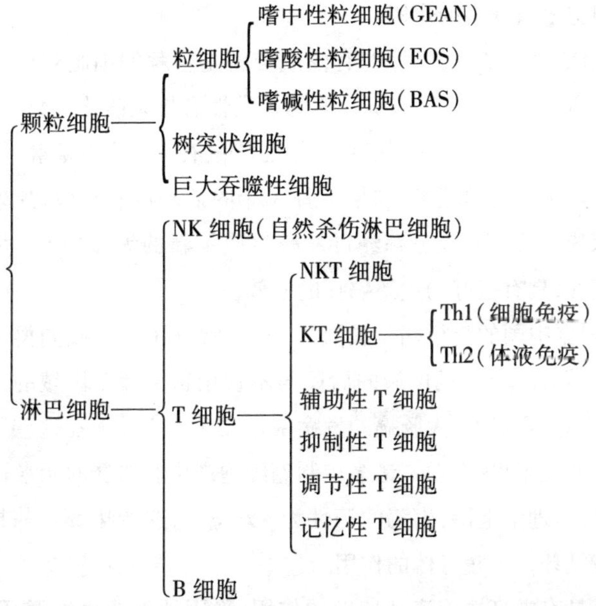

7. 通过发酵熟成,生蒜的抗氧化能力会得到惊人的提高,水溶性成分将提高8.7倍,脂溶性成分将提高79.0倍。也就是说,黑蒜

里所含的水溶性和脂溶性的抗氧化成分在蔬菜中是最多的。

8. 在使用抗氧化剂治疗癌症、高血压、高血脂、糖尿病等时，还要摄取水溶性抗氧化物质和脂溶性抗氧化物质，这样才会有更好的疗效。

9. 通过发酵熟成生蒜，可以形成原来生蒜里未含有的 S－烯丙基半胱氨酸（S－ally cysteine＝SAC）和 S－烯丙基巯基－半胱氨酸（S－ally－mercapto－cysteine＝SAMC）两种新生物质。SAC 是水溶性硫黄化合物，通过口服摄取来吸收。小白鼠的实验证实了食用熟成黑蒜之后，仅仅过了 15～30 分钟，血浆、肝脏、肾脏、肺脏的 SAC 的浓度达到了最高值。

并且，已证实 SAC 能起到抗氧化、防止肝细胞受损、预防癌症、控制癌细胞增殖等多种作用。

10. 目前已经知道，生蒜的有效成分就是生蒜的细胞被破坏时产生的味道的成分——蒜素。蒜素为挥发性有机硫酸化合物，是极不稳定的物质，即使食用生蒜后，也不能从血液中检测出蒜素。

在预防癌症的领域里，如果生蒜无味的话却没有疗效，疗效好却有辛辣味。所以熟成黑蒜经过发酵生成了新的无味的 S－烯丙基半胱氨酸，具有很好的预防癌症的疗效。

11. 根据中国的流行病学调查发现，经常食用生蒜或同类蔬菜（韭菜、大葱、藠头等）的区域的居民与不食用这类蔬菜区域的居民相比较，胃癌、食道癌、大肠癌的发病率存在 3 倍之差。在这些属于葱属植物的蔬菜里，发现了诸多控制癌细胞产生和渗透的元素。

12. 从药理学上讲，生蒜的药性为“辛、温”，这意味着生蒜具有促进血液循环、温暖身体的作用。

生蒜具有提高血液流动速度的作用，稳固地保持血液循环，进一步促进代谢，从而提高耐热性，使虚冷症有所好转。这说明了生蒜具有增强体力、消除疲劳的作用。

13. 食用发酵熟成黑蒜能提高抗氧化能力，预防和改善高血压、高脂血症、糖尿病和疑难杂症等。

在我们体内消耗氧的过程中，至少有3%的氧被吸收转变为活性氧——游离基。高度紧张、吸收添加物、药物、吸烟、空气污染、过量的紫外线、治疗用的放射线等，使体内的游离基快速增加，氧化全身的体细胞和血液细胞。体内的蛋白质、脂类、遗传基因等被氧化，会引起癌症、老化、高血压、糖尿病、冠心病等。

14. 日本人的三大死亡原因为癌症、心血管系统疾病、脑血管系统疾病。最主要的原因是，体内过多地产生了游离基，所造成血液污染和动脉硬化。

人常说："人和血管一起变老"。也有人说，能够保持干净的血管、柔软的血管，可以使人长生不老……

综上所述，每天坚持食用发酵熟成黑蒜，能保持健康的身体。

15. 总结

黑蒜有防癌的特效。

黑蒜是抗癌蔬菜之王。

黑蒜能消除不良胆固醇。

黑蒜能保护心脏，防治糖尿病。

黑蒜能激活14种免疫细胞。

黑蒜具有调体温、防寒、调虚冷的功效。

黑蒜的药效比生蒜高出数倍。

黑蒜抗氧化、抗衰老效果极佳。

（一）现代文明发展了，为什么病人数在持续增长

"一亿人总半病人"，大宅状一做出这样的全国健康状态评断，现在即使说"国民总病人"也不过分。

虽然现代医学说过"在21世纪末征服癌症"的豪言壮语，可是相反的是，癌症患者的数量一直在增长，甚至在目前面临着"每三个

人中有一人死于癌症”这样的事实。

昭和47年制定的“难治之症”，当初只有“8种疾病”，而现在已急剧增长到130种。

“健保财政”到如今已破绽百出，巷间四溢的“癌症难民”“急救患者”轮流执政已经成为既定事实。

“现代医学医疗已经倒塌了”，虽然发行了这样的批评书，医疗届却无法拿出任何的反驳证据。

（二）这种现实到底说明了什么

一般的国民深信，如果生病的话，“药物、放射线、医生的手术刀”便能治愈。医生要是能把病症治愈的话，为什么这类病人的数量在持续增长，为什么医生自己也因为癌症而倒下去了呢？

人类本来就应该没有痛苦，逐渐地消瘦枯衰直到断了气的“自然死亡”，为什么不能还原生命本身的死亡姿态呢？

在人类历史的700万年、现代医学历史的235年长河中，在不使用像现代“攻击式医疗方法”的时候，我们的祖先发现了“自我免疫力”的“自然治愈力”，可以治愈所有的疾病。正因为如此，人类才没有灭绝，生存繁衍到现在已经有700万年了。

疾病单纯用“免疫力”无法治愈，提高免疫力的这种技术是医道的本来姿态。但是现代的医学却随随便便地使用“化学药品、放射线、手术”，削弱了人的“自身免疫力”，结果造成了“病人遍布”这样的一个世界。

（三）*Designer Foods* 的最高目标

世界上医疗技术发展最为先进的美国，把“代替医疗”（Alternative Medicine）放在治病的中心位置上。“代替医疗”就是研究、实践怎么样把患者的免疫力提高。

美国政府从20世纪90年代就不断改进的“*Designer Foods*”中，发表过美国国立癌症研究所和中国北京癌症研究所共同研究的国家工程研究成果“食物药物”。

在这个 *Designer Foods* 的最高目标中，您知道大蒜列在其中吗？

（四）大蒜为什么排在免疫食品的首位呢？

根据“大蒜”研究世界第一的日本大学有贺封彦教授、医学博士的论文，列出了下列的药效。

1. 大蒜是“抗癌蔬菜”中最好的。（现在世界上的学者正在进行大蒜的药效研究）

2. 大蒜能够使维生素 B_1 顺畅地被消化道吸收。

3. 大蒜是预防癌症的特效药。

4. 大蒜在短期内对大肠癌症有良好效果。

5. 大蒜使癌症细胞“自杀”。

6. 大蒜对血栓的防治，对脑梗死、心肌梗死有极其显著的改善效果。

7. 大蒜可以使恶性胆固醇急速减少。

8. 大蒜可以抑制恶性胆固醇的产生。

9. 大蒜可以促进糖、脂肪的燃烧。（减肥效果）

10. 大蒜可以促进蛋白质消化吸收。

11. 大蒜使荷尔蒙分泌活跃。（返老还童）

12. 大蒜对所有的细菌都有杀菌效果。（特别对水虱）

13. 大蒜可以中和细菌产生的毒素。

14. 大蒜可以抑制所有细菌产生的毒素。

15. 大蒜可以激活胰岛素的工作，对糖尿病有极好的效果。

16. 大蒜可以强化肝功能（增强体力）。

17. 大蒜可以使体温升高，杀灭病毒和细菌。

18. 大蒜有极强的抗氧化作用。

以上 18 项作为研究成果被发表。

(五)惊人的发酵黑蒜和温热疗法

从20世纪到21世纪,人类的科学知识和技术取得了惊人的进步,传承到今天。

构成这篇论文核心内容的医学上的知识、技术、医疗方法,同样也取得了很大的进步。

随着社会文明的进步和科学技术的发展,以前认定是"死亡之症"感到恐惧的传染病和急性急救疾病等,已经有了治疗方法,给予人们很大的恩惠。

但是这种喜悦也是一瞬间的,发达的"现代西洋医学"也治不好的疾病频繁出现。其代表就是"难治之症"和因生活习惯引起的"生活习惯病(慢性疾病)"。

当然,世界医学会动员了整个力量已经着手研究新领域。尤其是以"世界第一研究规模"为豪的美国医学会动员了全国力量制定了相关法律,以国家规模开始研究"新医学"。

其结果,验证了患以癌症为首的"难治之症"和"生活习惯病"的最大的原因,实际上就在于"食物的质量"。这就是有名的*McGovem Report*(麦高文报告)。

McGovem Report(麦高文报告)发表之后,世界医学界开始研究"食物质量和健康",以*Designer Foods*的题目发表了研究成果。*Designer Foods*的要点在于,食物比起"食用前的试验管营养学(invitro)",应该从"食用之后,在生物体内引起什么样的影响(invivo)"的新观点着手研究。*Designer Foods*(具有药效的植物的排序)里记载了48种植物,首位列出了大蒜,在世界范围内已证明蒜的天然成分具有超出医药用品的"自然药效"。

在世界范围内重新认识大蒜的药效的时候,2003年的夏天,在日本的三重县,在种植大蒜的农户家的檐前发现的干燥大蒜偶然地具备各种条件之后质变成了"发酵黑蒜"。

宏前大学医学部佐佐木甚一教授的研究室,很快就关于“发酵黑蒜”开始了流行病学的研究。

这次研究成果是,生蒜在空气中黏上了浮游真菌和酶类,生成新的氨基酸→缩氨酸(肽)→蛋白质,再加上一定的温度,引起“Maillard reeaction”(美拉德反应),结果大量产生自然氨基酸,具有极强的抗氧化力量。

已经验证到在我们人体内,当 DNA 的遗传信息被复制到 RNA 合成固有的蛋白质时,黑蒜的自然氨基酸就作为原材料被积极地有效利用。这种现象在分子生物学上称作“Central dogma”(中心法则)。

以大蒜为核心的 *Designer Foods* 计划的成果受到世界医学会和健康产业界的注目。

叫“HSP(Heat Shock Protein 热休克蛋白)”的蛋白质是指在生物体内施加一定的温度,将体内的病变蛋白修复到健康蛋白的负责自然治疗的蛋白质。

疾病是指健康蛋白质变成病变蛋白质的状态,病变蛋白质是指健康蛋白质的折叠部分变形的状态。

“HSP”是指将“变形的蛋白质的折叠部分”在短时间内进行修复的、新发现的超过药物的“专用治疗蛋白质”。

上述的“发酵黑蒜疗法”和“HSP 温热疗法”是在这 10 年间医疗界特别记载的新闻。

我们国际统合(中文的意思是综合)医疗协会同时对这两种优秀的治疗法进行了研究,并且对癌症、疑难杂症的治疗有了很大的信心。

(六)关于“综合疗法”,即“三位一体疗法”

发酵黑蒜疗法、HSP 温热疗法、食物疗法,少了三种中的任何一种疗法都不会成功的。在下面的论文中分别说明“三位一体疗法”。

1. 发酵黑蒜疗法：

(1)成人:1天2头(80克) 早饭后30分钟　　半头(20克)

午饭后30分钟　　半头(20克)

晚饭后30分钟　　半头(20克)

睡觉前　　半头(20克)

(2)0～5岁:轻轻取1茶勺的黑蒜粉,溶进100毫升的甜水里,按成人的时间,1天分4次饮用。

(3)6～10岁:取半满1茶勺的黑蒜粉,溶进100毫升的甜水里,按成人的时间,1天分4次饮用。

(4)11～15岁:1天1头,按成人的时间,服用1/4头黑蒜。

(5)16～19岁:与成人一样。

不同年龄阶段的人,根据病情情况,用胶囊调整。

2. HSP温热疗法：

(1)不分年龄,实施下列疗法。

(2)进入40～42℃的温泉浴池里,当舌下温度达到38.2℃时,体内开始产生HSP。

(3)在泡温泉时,重要的是要时常用体温计测量舌下温度。

(4)温泉池分黑蒜温泉和普通热水池两种。

(5)黑蒜温泉中,每小时的温泉水里融入500克黑蒜粉。

(6)泡温泉时,先进黑蒜温泉,直到舌下温度升到37℃。

(7)然后,淋浴洗掉黑蒜的味道和色素,之后进入普通热水池,待到舌下温度达到38.2℃以上,不使用香皂。

(8)"舌下温度达到38.2℃以上"说明入浴成功,换上排汗的睡衣,在电热保温的床上美美睡上一觉。

(9)排汗用的睡衣要适当地更换(因人而异)。

(10)沐浴1天进行2次,上午10～12点,下午7～9点。

(11)会大量出汗,需要准备足够排汗的内衣。

(12)汗出得越多,相应地体内毒素排得也越多。

3. 食物疗法:

(1)食物转变为血、肉和骨头。

(2)食物的种类决定血的质量,血的质量决定体质。

(3)不改变生病前的饮食习惯,是无法治好疾病的。

(4)饮食的公式(编者注:以下为食物的调整)

肉类→田里的"肉" = 豆类 = 田里的蛋白质

鸡蛋→1 天 2 个

奶酪→豆乳 = 豆腐

黄油→植物油 = 麻油、菜籽油、红花油

牛奶→豆奶

糖果类→寡糖

水果类→只是苹果

叶菜类→根菜类 = 胡萝卜、牛蒡、藕根、山芋

白米→糙米

除了上述以外,只要不是过量都可以吃。

(5)人体的 70% 是由水构成的。所以,要认真确认饮用水的水质之后方可饮用。

(6)在治疗疾病过程中,叶绿素、胚芽、酶类、盐、矿物质、中药起到重要的作用。

(七)总结

21 世纪被称为是"变革的时代",有人问"变革什么呢?"

就是将"采用先人之见的旧思想",实践成"不按先人之见的新构想"。中国有悠久的历史和文化、辽阔的土地、人民的活力,还有很多方面从历史上看都是日本的前辈、老师。

我希望我也会讲中文,并且希望黑蒜和温泉并用的新疗法能从中国推广到世界各地。

“黑蒜和温泉的疗法”具有治疗以癌症为首的“百病”的力量。

我希望移居中国之后，从世界范围聚集疑难病症的患者中，通过“黑蒜和温泉疗法”让患者感到一定的疗效。

任何一种优秀的疗法，经济上不划算是没有意义的。

在黑蒜的世界战略里，同时设立治疗疾病的地方，这无疑提高了对黑蒜的评价。

我希望今后在成为世界中心的辽阔的中国，在友人们的支持和协助下，度过更加有意义的余生。将我的骨灰埋在老祖先的故乡中国也算是我的夙愿。

非常感谢中国的朋友给我提供了让我发挥余力的地方。

祝愿中国的朋友工作愉快！

附上原义贵教授给读者的回复，有很好的参考价值。

——编者注

附件1：

关于提出的“网膜的毛细血管出血”的问题，医学上的用语是“网膜内细小血管异常”

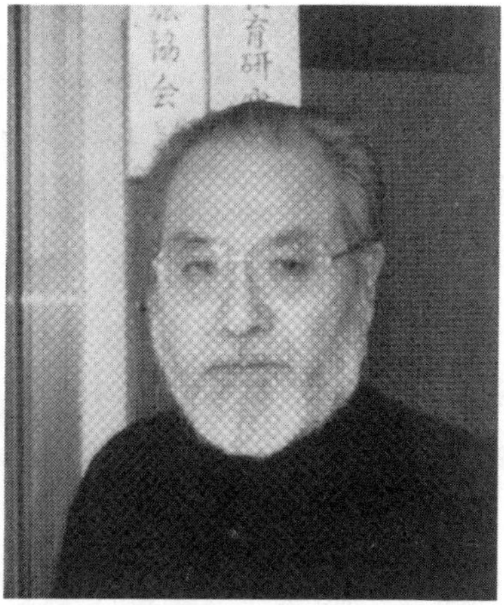

在“黑蒜”里，生蒜各种成分的“有效成分达到7~10倍”，它会激活和维护构成所有组织、器官、脏器的细胞，但绝对不会造成破坏。

如果出现这些情况，世界上审查第一严格的美国“FDA(厚生劳动省)”就不会提倡黑蒜是最高的食物药品(补品)……

上原义贵教授(简历:1935年生于福冈县，日本食疗医学会会长、日本国际医疗协会会长、日本卫生部所属预防医学讲师)

提问的患者在服用黑蒜前，可能就已经患有糖尿病，或者因年老患有高血压，可以认为原因在于身体细胞的衰退。

继续服用黑蒜会修复“网膜内细小血管异常”和止血，可放心继续服用。

黑蒜会有愈合(治疗)效果，但绝对不会破坏组织。

附件 2：

给“做完手术的直肠癌患者”的回复

本来是不应该做手术的。

因为做了手术，毫无例外会出现肝脏转移或肺转移现象。如果没有进行手术，就不会出现转移。

这位患者已经做了手术，所以需要同时进行预防转移和手术后的治疗。

1. 在今后的 1 年里，主要是接受“饮食疗法”。

直肠癌容易在肛门的附近产生，并引发便秘。所以，一定要遵循如下的饮食疗法原则：在 1 年内不许吃肉、鸡蛋、牛奶、奶酪、甜食、糖分、水果，也不允许喝酒、吸烟。除此之外的食物，可以服用。

2. 如果基础体温（早上起床时测量的舌下温度）超过 36.5℃，“HSP”会消灭残癌细胞。保暖身体是极其重要的。

在我们的诊所里，给患者用“MINI · MAT”，使基础体温保持在 36.5℃，效果非常好。

每天进行泡澡（水温在 41℃），用来保暖身体是非常重要的。当舌下温度达到 38.2℃，就可以了。

3. 每天服用 2 头黑蒜，分 4 次服用。早饭前、午饭前、晚饭前、睡觉前，共 4 次。（半头 ×4 =2 头）

只要每天排便，就不会出现转移现象。

附件3：

回　复

我认为这位患者(CHIN XX)属于“早期前列腺癌”。

通过“四位一体的疗法”即“温热疗法”“食药(黑蒜)疗法”“心理疗法”“每天的饮食疗法”,一定能痊愈的。

通过“放射线疗法”“抗癌药物”“外科疗法”进行治疗,在一段时期内看似痊愈,但是必定会复发的。这种复发的癌症很难治愈,所以还是不要接受这种“三疗法”。

通过黑蒜疗法,会消除95%引发各种疾病的活性氧,其价值在于有效地体现治疗结构的作用。

所以,首先,如果不通过“黑蒜疗法”消除“活性氧”,任何疾病都无法痊愈。

其次,治疗类似癌症这种严重的疾病,单单通过“黑蒜疗法”是无法达到痊愈效果。需要接受“结构疗法”。

从我本人的经验看,通过“黑蒜(1天:5粒×4次,早饭后、午饭后、晚饭后、睡觉前,温水服用)疗法”和“温热BIOMAT(热治疗垫子)、SANDWICH疗法”+“泡澡(舌下温度=38.2℃)疗法”,肯定能治好的。

在饮食方面,关键在于控制食用肉、鸡蛋、奶酪、黄油、甜食、水果。

“SANDWICH疗法”:是指通过“BIOMAT”,上下夹击患部消灭癌细胞的疗法。

国际统合医疗协会 医学部　负责人　上原义贵

二、美国斯坦福大学客座教授、日本健康医科学研究所所长 Nobuyuki Omori 大森幸贵教授关于黑蒜提取物的应用功效研究

(一)促进心脏、心血管的健康

防止脑梗死和心肌梗死,有溶解脑部及心脏血栓的作用。对高血脂、高胆固醇、高脂肪有极大的改善。对改善心脏血液循环、改善血管壁有促进作用。促进末端血管循环,减轻心脏负担。增强血管张力,防止高密度胆固醇在血管中的沉淀,防止血管老化。增加红细胞生长,促进血液里铁和维生素 B 的吸收,可预防贫血。提高物质的新陈代谢,促进细胞的抗氧化能力。消除神经紧张、改善精神状况。改善自主神经失调,对心脏病的预防和治疗有显著效果。促进造血功能改善。

(二)显著的临床效果

1. 恢复元气作用:对因身心疲惫引起的各种症状,包括肠胃疾病引起的手足发冷、四肢无力、面色苍白等非常有效。

2. 解热作用:对体力消耗极大、抵抗力下降,在体温接近 40℃时,因手脚冰凉、出虚汗、嗓子极度干渴非常有效。

3. 抗结核作用:对过度疲劳引起的体力下降有效。

4. 增强神经作用:对神经性疾病的患者,特别是因体力虚弱引起神经紊乱的患者有明显作用。

5. 健胃作用:是本产品最重要的功能,对由于体力下降引起的胃肠紊乱有极大的改善作用。

6. 利尿作用:对浮肿或腹水的患者有明显的作用。

7. 调剂血压作用:对低、高血压都起作用,使血压接近正常值。

8. 消炎作用:对细菌性引起的急慢性炎症都起作用,对抗生素难以治愈的炎症及手术后引发的炎症有明显的效果。

9. 抗肿瘤作用:对体内产生的肿瘤有预防和治疗的作用,可抑制异常细胞的发育,在消除该细胞的同时促进新细胞的生长。

(三)对寒冷症的效果

对寒冷症的直接效果:促进末梢血管循环,使体内储存的体热能够散发出来,改善体温状况。改善自主神经的混乱状况,缓解毛细血管的异常收缩。

(四)对更年期综合征的作用

可增强体力和精力。

由于改善了血管的促进作用,使头痛、耳鸣、兴奋、手脚麻木等症状得到明显改善。

由于改善了大脑的活性化作用,使急性荷尔蒙素得到缓解和减退。

(五)对高血压的作用

改善血液循环,对降血压有明显的作用,防止动脉硬化及血栓形成。

(六)可消除酒精对人体的危害,是一种美容产品

为防止因饮酒过度引起的不适感,在喝酒前饮一支口服液,可降低酒的度数,避免酒精对人体的伤害。

美容:保护皮肤,防皱,增加皮肤弹力,有活性。

(七)是改善虚弱体质、防治慢性病的最佳产品

提高免疫力,预防哮喘、荨麻疹、肝炎等。

(八)改善肝脏循环

核酸(DNA,RNA)、蛋白质、脂肪的合成作用。缓解疲劳,解除精神压力,减轻肝脏负担。促进肝脏的新陈代谢。改善高血脂,促进胆固醇的对外排除。缓解酒精、尼古丁摄入过度所产生的毒性。促进肝功能,帮助消化的同时具有解毒作用,激活肝脏功能。特别是对醉酒也就是二日醉(宿醉)引起的消化不良、恶心呕吐、头疼、

无力等有特别好的效果。

(九)改善低血压,消除头晕目眩、肩酸

通过促进血液循环,提高细胞对氧分子和营养素的摄取。通过抗疲劳作用,改善低血压患者的疲劳、怠倦感。通过调节自律神经作用,减轻由于自主神经出现的各种不良情绪。通过促进新陈代谢作用,改善代谢机能衰竭。通过调理肠胃功能,改善肠胃不良。通过激活大脑的作用,提高注意力。通过促进内分泌,使肠胃正常蠕动。

(十)解决胃部出现问题的烦恼

对于胃弱、胃下垂、食欲不振、胃出血、便秘、腹泻、神经性胃炎有预防和治疗作用。

由于压力引起的胃部不适、胃酸、胃胀、胸闷、掉发等,应该加量服用。

(十一)田七人参和黑蒜的组成有强身健体作用

有健体、恢复性欲的功效,保持年轻、促进睾丸的精子细胞分裂、增加精子量,对精子量少症很有效。

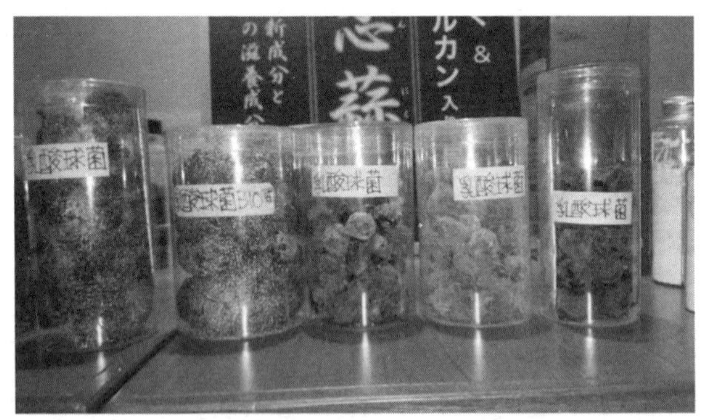

日本生物学家培育的黑蒜乳酸球菌

从精神方面治愈性冷淡、阳痿,因为能使全身机能正常化,所以不是短时的治疗,大多性问题来自于压力,能培养克服压力的能力。

以蒜的主要成分为中心，净化血液，从而帮助体内环境丰富机能性成分。

净化作用体现在渗透到身体的每个脏腑。

是能被身体每一处吸收的有效成分。

通过滋养身心，帮助构筑健康生活。

（十二）灵芝和黑蒜组合的主要功效应用

抗过敏、增强免疫力、强心护肝、镇静作用，可增强食欲、助睡眠，感觉腿脚轻便、不容易疲劳。

防治心脏病、高血压、心肌梗死、冠心病、头疼、眩晕、心悸、胃灼热、疲劳、手脚冰凉、出汗、怠倦。

三、日本玉川学院冈田医院院长冈田研吉关于黑蒜的论述

（一）消除活性氧，预防各种疾病

1990 年在美国，以国立癌症研究所为中心制作的，称作“预防癌症健康食品”的计划，40 多种食品作为预防癌症有效的食品被选了出来。

在庞大的免疫学数据里被选出的食品群里，排行榜首的是“大蒜”。在这里虽然无法一一介绍，但大蒜出色的健康效果已被亲身体验者们证实着。

但是，大家对“活性氧”这个名词了解吗？所谓的活性氧，是指进入人体的氧分引起化学反应，变成了毒性比较强的氧分子，使身体酸化（老化），不仅能导致癌症，也被认为是引起其他各种各样疾病的原因。

紫外线、香烟、食品添加剂等等会使活性氧增加，随之，细胞的基因聚会被破坏。

我们的身体拥有修复细胞的功能，在修复的过程中会出现漏掉修复的细胞，被漏掉修复的细胞逐渐增加繁殖，积年累月，就会成长

为癌细胞。

这种作为减少活性氧,摄取具有抗酸化作用的食物的方法就被列举出来。在具有抗酸化的众多食品当中,一定要关注的是“黑蒜”。

以生蒜为原材料,通过特殊的制法生产的黑蒜,含有数十种矿物质和丰富的氨基酸。

让人惊奇的是,黑蒜具有比生蒜高出10倍的抗酸化功能,强化了本来具有健康效果的生蒜,使其成为最强的大蒜。

(二)增强血液循环,降低血液黏稠度

实际上,吃过大蒜的人大多会感觉“身体马上变热了”。

大蒜还有一种叫作“蒜素”的成分,这种成分被认为可以扩张血管,能使血液顺畅循环。同时,具有出色的抗酸化作用的黑蒜,能预防血液中的胆固醇的酸化,改善黏稠的血液。

从这点来看,黑蒜不仅可以预防寒症,也有预防高血压、糖尿病的功效。最终有望于预防动脉硬化,心肌梗死,脑梗死等血管、血液性的疾病。

另外,黑蒜和生蒜相比,蒜臭味减少,味道微甜,口感更好。对于不喜欢生蒜特有的蒜味的人来说,再也不用勉强去吃了。

四、日本太阳诊所院长佐藤俊夫关于黑蒜的论述

(一)

食用发酵黑蒜会消除皱纹,使人变得年轻,也能很有效地降低高血压,非常让人惊叹!

将富含高营养的蔬菜即“大蒜”发酵而成的黑蒜,提高了10倍的防止酸化的能力,现在很受人们欢迎并且引起了世界的关注。

说起大蒜,大家都知道是作为中国菜和意大利菜里烹调上的香辛料使用。

不仅如此，近几年作为心脏病和脑血管意外、癌症、高血压、高血脂、糖尿病等的有效预防食品。大蒜一直就是被当作天然杀菌剂，有“天然抗生素”之称的食品，被视为“食品设计师计划”研究的项目。这是20世纪90年代以美国国立癌症研究所为中心进行的，具体对植物性食品即蔬菜、水果、香辛料、五谷里所含的成分进行探讨的研究，阐明了对癌症的预防、治疗有很大的疗效。其结果明确了40余种食品，将这些食品按疗效的大小排序，大蒜名列前茅。

大蒜的原产地是中亚洲和北非洲，属于百合科葱属植物。大蒜古时就有滋补强壮和缓解疲劳功效，因此有史料记载，在古埃及时代曾发放给建造金字塔的劳动者。

大蒜约2000年前传到日本，起初是用于降热或预防感冒。帝京大学的山崎正利教授研究出大蒜比别的蔬菜更具有增强免疫力的功能。诸多的研究证实了大蒜有抗菌和血液净化等药效。

大蒜所含的主要的有效成分有：

1. 蒜素：

生蒜所含的蒜氨酸和蒜酶接触后产生蒜素。蒜氨酸和蒜酶在生蒜里是各自分开的，但是在切蒜和磨蒜的时候，细胞会被破坏，蒜氨酸和蒜酶开始反应生成蒜素。

蒜素是大蒜特有的味道和辣味的根源，具有超强的抗菌和杀菌的作用，还有减少血液中的胆固醇，防止形成血栓的功能。

2. 蒜硫胺素：

蒜素与其他成分结合的力量强大，其中与维生素 B_1 相结合后，形成的物质叫作蒜硫胺素。蒜硫胺素具有提高新陈代谢、消除疲劳、降低血糖、改善失眠、便秘等作用。

3. 葫蒜素：

葫蒜素有增强体力，促进体内新陈代谢的作用。

4. 有机硒化合物：

具有良好的消灭损伤细胞和引起诸多疾病的活性氧(酸化能力强的酸素)的作用。

此外，蒜素加热形成的阿霍烯比蒜素更具有防止形成血栓的功效，还有降低胆固醇的作用，能预防和改善心肌梗死、脑血管意外等。

根据研究表明，大蒜是有显著药效的蔬菜。但是实际上每天都吃也是个问题，那是因为大蒜特有的味道。

大蒜可以用炸、炒、腌等多种烹饪方法。不论是哪种烹饪方法，都会留下大蒜特有的味道。生蒜是没有味道的，但是切蒜或磨蒜的时候，细胞受损就会产生蒜素，也就是大蒜味道根源的一种物质。大蒜具有强烈的抗菌和杀菌作用，过多食用易上火，影响视力，对胃肠道也有刺激作用。

用独自配方发酵出来的黑蒜，能够把诸如此类的问题一下子解决。

将大蒜发酵时，蒜素转变成 S－烯丙基半胱氨酸。S－烯丙基半胱氨酸是无味的，因此发酵出来的黑蒜没有大蒜特有的味道。

将大蒜发酵后形成的黑蒜具有比生蒜更好的药效，有超强的抗氧化作用。

农业生物部门特定产业技术研究机构的研究所对黑蒜和普通大蒜进行了 SOD(超氧化物歧化酶)量的检测。黑蒜的 SOD(超氧化物歧化酶)量比生蒜的 SOD 量多 10 倍。这意味着黑蒜的抗酸化作用比生蒜强 10 倍。

(二)

长期发酵大蒜，所含的蛋白质就会分解，分解之后与糖结合，所以大蒜的颜色就变成黑色了。

发酵生蒜形成的黑蒜就如名字一样呈黑色。它的特征与生蒜有很大的区别,不仅是外观上的颜色,就连味道和成分都与生蒜不同。发酵的过程中,大蒜的有效成分大幅度地提高,也会生成一般的大蒜未有的新成分。

S－烯丙基半胱氨酸就是新生成的成分。这个成分是由生蒜的蒜素衍变而成,具有强大的去除活性氧的功能。

于是,能防止活性氧与胆固醇相结合,抑制动脉硬化。还有,与具有脂溶性的蒜素不同,S－烯丙基半胱氨酸是水溶性物质,具有被大肠很快地吸收的性质。

在增加有效成分上,黑蒜比生蒜增加1.5倍的氨基酸。这个已在日本食品研究分析中心的调查中得到证实。

氨基酸是蛋白质的构成成分,是有机生命体里不可缺少的营养素。被体内所吸收的氨基酸,除了能生长细胞,也能成为酵素和荷尔蒙的组成成分之一。

于是,氨基酸不足不仅不能维持体内的正常的功能,也会使免疫力降低。

除了氨基酸,已经证实了还能增加β－胡萝卜素5倍,多酚10倍。β－胡萝卜素和多酚同S－烯丙基半胱氨酸同样具有抗氧化的作用,有助于防止动脉硬化和癌症。

发酵熟成的大蒜,其蛋白质在酵素的作用下分解,与大蒜里的糖成分结合,颜色就由白色变为黑色。因为比生蒜含有更多的水分,所以摸起来会有湿润感。食用黑蒜就像吃果冻一样,酸甜口味,几乎没有生蒜特有的味道。

黑蒜可以当成水果吃,也可以用于炒菜或做沙拉。

(三)

黑蒜能够很快地吸收血液净化成分,吸收1个小时之后就能降低血液黏稠度,防止生成损伤血管壁的坏脂肪。

动脉硬化是由血液中的胆固醇破坏并潜入血管壁而引起的。

因为血管壁凸起，血液的通路变得狭窄，阻碍了血液的充分流动。血液流量不好，血管壁会比平时受更大的压力。而且心脏和大脑会供血不足，形成血栓堆积在血液里，导致心肌梗死和脑梗死。

引起动脉硬化的原因是胆固醇。胆固醇有好坏之分，坏胆固醇与活性氧相结合，就开始破坏血管壁。

动脉硬化对于我们来说是非常危险的疾病。大蒜对它的预防和改善都有非常好的效果。通过研究已证实其功能，可以认为是切或捣碎大蒜时形成的蒜素起的作用。

把大蒜发酵成为黑蒜时，蒜素会变成无味的 S－烯丙基半胱氨酸。S－烯丙基半胱氨酸具有防止坏胆固醇与活性氧相结合的功能，能起到防止生成损伤血管壁的坏脂肪，有力地退化动脉硬化的作用。S－烯丙基半胱氨酸的另一个特征是在人体内的吸收非常快。

蒜素易溶于油，而 S－烯丙基半胱氨酸具有易溶于水的性能。S－烯丙基半胱氨酸被肠道吸收 30 分钟至 1 小时后，血液中的浓度会达到最高值。大蒜还含有 β－胡萝卜素和多酚等消除活性氧的成分。这些成分在发酵制作的黑蒜里的含量显然比生蒜多。

黑蒜能减少活性氧的同时，还具有防止坏胆固醇与活性氧结合的双重功效，能让血液循环变得很流畅；作为击退动脉硬化的有效成分，倍受青睐。而生蒜里没有 S－烯丙基半胱氨酸。

证实黑蒜改善血液效果的实验如下：

从 20 岁、30 岁、40 岁、50 岁的女性中选出四人，让她们来品尝黑蒜，并检查她们在吃黑蒜之前和吃完黑蒜之后的血液的状态。

吃黑蒜之前，四个人都有红细胞重叠、聚堆现象。吃完黑蒜后仅一个小时，四个人的血液全部净化了，而且血液循环变得流畅。

这个现象可以认为是在大蒜原有降低胆固醇值作用的基础上，又多了 S－烯丙基半胱氨酸的作用而产生的。

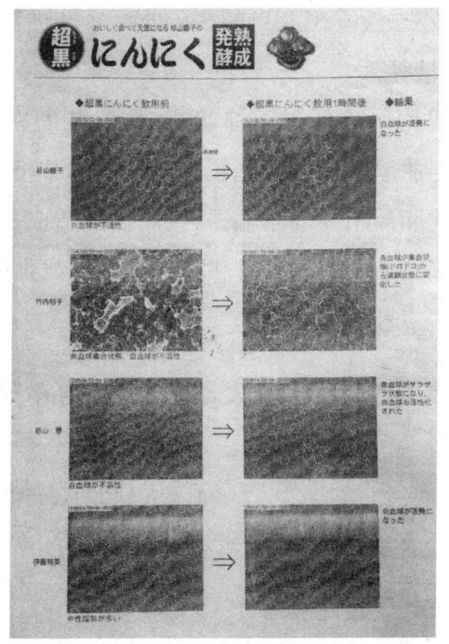

服用黑蒜 1 小时后，红细胞与白细胞从重叠、
聚堆到游离状态，出现惊人的活跃状态

（四）

黑蒜无味，服用后皮肤会变得格外好，还能消除斑点和小皱纹。

黑蒜备受大家的青睐，主要是因为黑蒜富含血液净化成分，并且几乎没有刺激性气味。

黑蒜的颜色，是在发酵当中自然形成的黑色。大蒜发酵时，酵素会起到一定作用。生蒜里富含的蛋白质会分解为氨基酸，碳水化合物分解为果糖，因此颜色变为黑色。

黑蒜没有大蒜特有的刺激味，而是具有淡淡的香味。味道类似干燥的水果，略有酸甜味，剥皮即可食用。可以像生蒜一样，作为调料使用。利用带甜味的特点，可以作为制作酸奶和饼干的材料使用。

如前面所述，黑蒜在改造肌肤上有明显作用。能加快新陈代谢,消除斑点和小皱纹。黑蒜里的S-烯丙基半胱氨酸还能防止动脉硬化、促进血液循环。

受到紫外线灼伤或处于压抑状态时,肌肤的表面会产生活性氧。活性氧会与肌肤表面的细胞膜里所含的脂肪相结合,形成过氧化脂质。过氧化脂质阻碍细胞输送营养,因此造成皮肤衰老。黑蒜比生蒜富含更多的β-胡萝卜素和多酚。紫外线强的季节里,吃黑蒜能防止产生斑点和皱纹。

五、日本横滨创英短期大学教授则冈孝子关于黑蒜的论述

(一)

据最新研究发现,黑蒜是具有预防癌症的强化食品,有消除疲劳,治疗虚冷症、高脂血症的功效。

黑蒜是由富含高营养的大蒜发酵制成的,具有净化血液和抗氧化的新成分,是预防癌症、净化血液、强化内脏的特效食品。

黑蒜能减少血液中坏胆固醇和多余的糖分,改善胃肠功能的作用已被认可,目前大蒜正受全世界的关注。像这样罕见的健康效果,是由大蒜特有的成分与自身变化产生的新的成分带来的。

作为大蒜味道根源的叫作蒜素的成分,具有强大的杀菌功能之外,还具有抑制血液中的血小板,防止产生血栓的功效。

蒜素和维生素 B_1 相结合产生的蒜硫胺素,具有消除疲劳、促进糖质的分解、抑制血糖值的作用。

蒜素的硫黄化合物会激活细胞,辅助维生素 B_1 把糖质转换成能量,消除疲劳,增强体力等。叫作硒的矿物质,有力地消灭了引起各种高血压、高血脂等的活性氧。

最近我们还发现了,把大蒜素加热到25~100℃,会产生一种叫作阿霍烯的脂溶性成分,它具有降低血液中的胆固醇和中性脂肪,

促进血液循环，提高免疫力，抑制发生癌症和珊瑚虫的作用。

综上所述，大蒜可以提高免疫力、预防癌症和脑血管意外、心脏病等。大蒜里隐含着其他食品没有的显著的健康效果。

黑蒜是自然发酵形成的食品，把刚收割的大蒜，带皮放进保持高温和一定湿度的保管库里自然发酵。经过长时间的发酵和熟成，蒜里的蛋白质被分解成氨基酸，碳水化合物被分解成果糖，变黑色是这两种成分反应的结果。

黑蒜无刺激性味道。含水分较多，酸甜可口，看着像果脯，口感像果冻一样，也不会有特殖的味道，因此牙不好的人和注意礼节的女性也可放心食用。剥皮后即可食用，非常方便。当然，也可作为贵重的烹饪材料和佐料使用。

在日本食品分析中心的检测中，证实了黑蒜里含有的形成美味的氨基酸比一般的大蒜多1.5倍。

（二）

黑蒜最适合烦躁、疲劳以及患虚冷症、高脂血症的人，又因为无异味，胃不好的人也可放心服用。

在前面的叙述里已经讲过，发酵大蒜制作出来的黑蒜，比普通大蒜有更显著的健康效果。

其中应特别指出，普通的大蒜里也具备促进血液循环和抗氧化的能力，但是，黑蒜的效果格外地强大。

下面介绍农业生物类特定产业技术研究机构的机关进行的关于抗氧化能力的研究。在这个研究里，对黑蒜和普通大蒜进行了对抗氧化能力的强度指标即SOD活性的调查。其结果，黑蒜的SOD活性达到了普通大蒜的10倍。

我们认为黑蒜的强大的抗氧化能力来自于发酵增加的成分。实际上分析黑蒜的成分就能知道，抗氧化成分的多酚大约多了10倍。

黑蒜有促进血液循环,增强血液流量的功效。

黑蒜强有力地增强血液流量的效果,是由特有成分S-烯丙基半胱氨酸引起的。S-烯丙基半胱氨酸是由大蒜味道根源的叫蒜素的成分,根据发酵衍变形成的。

S-烯丙基半胱氨酸防止活性氧与坏胆固醇的结合,强有力地抑制了动脉硬化,所以作为防止脑梗死和心肌梗死的新成分备受关注。

长期服用黑蒜还可消除疲劳,防治虚冷症、颈椎病和腰痛。

这些病症的大部分是因为血液循环不畅引起的。黑蒜能促进血液循环,同时防止动脉粥样硬化,因此持续地消除疲劳,防治虚冷症、颈椎病、腰痛也是理所当然。

黑蒜有很强的抗氧化能力,对活性氧引起的斑点和皱纹、皮肤粗糙和白发等都有所改善。

普通的大蒜刺激性强,胃不好的人担心过多吃会伤到胃壁。其实吃黑蒜不用担心伤胃壁,因为刺激根源的蒜素变成了无味的低刺激的S-烯丙基半胱氨酸,当然也没必要担心吃完后有味道。

(三)

黑蒜的抗癌作用比普通蒜强,在拿动物做实验时,3周癌症就消失了。

黑蒜在癌症的预防和治疗上有明显的疗效。大蒜原来就具有强有力的抗癌作用。在美国进行的叫“食品设计师计划”的抗癌食品研究项目里,大蒜作为具有很强抗癌作用的食品被举例出来。

在最近进行的实验里,了解到黑蒜具有超过普通蒜的更强大的抗癌作用。

由原弘前大学医学部教授佐佐木博士利用老鼠进行的黑蒜提取物动物实验,证明了黑蒜的抗癌作用。

并且,佐佐木博士为了明确黑蒜抗癌作用强度,再用普通蒜取代黑蒜做了同样的实验。其结果,使用普通蒜的情况下,5 只老鼠里的癌症完全消失的老鼠连 1 只也没有。

佐佐木博士为了更详细地了解黑蒜的抗癌作用,将黑蒜直接接触癌细胞,用这种方法,没有看出细胞的任何变化。从这个实验推测出,黑蒜的抗癌作用,不是直接作用于癌细胞,是通过增强抑制癌症的免疫力发挥作用的。

根据佐佐木博士的研究,我们了解到黑蒜具有强有力的杀菌作用。

在用洋粉(琼脂)做的培养基里,培育大家所熟悉的具有较强毒性的 O－157 细菌和在医院里容易感染的绿脓杆菌、MRSA、含珠菌四种菌,之后往培养基里加入黑蒜提取物。通过实际结果,我们证实了黑蒜能抑制所有菌的繁殖。

通过实验我们可以知道,吸收黑蒜能预防一般感冒和流行性感冒、肺炎等感染性疾病。

(四)

黑蒜对胃肠刺激小,但健康效果大。

最近备受电视和新闻关注的黑蒜,可以说是很好的食品,它将原来蒜具有的较强的健康效果提高了很多。

可以用中药“修治”的点来说明。所谓修治,就是指生药里加热来变化成分。

比如,作为中药经常使用的甘草,可以减轻喉咙和胃的疼痛,强化肝功能的作用,但是如果过于使用,反而会给身体带来各种危害。

从修治的观点去考虑,炒甘草做出的炙甘草,使甘草的有效成分皂草苷变化,吸收得稍微多一些,不会引起有害作用。

如果大量地生吃大蒜,刺激很大,会引起胃痛、胃灼热和泻肚。但是黑蒜不仅对胃肠没有副作用,还形成别的健康效果的新成分。

作为能使大蒜具有健康效果的主要成分,我们关注大蒜的味道成分即蒜素变化形成的S－烯丙基半胱氨酸。

S－烯丙基半胱氨酸防止活性氧与血液中的坏胆固醇的结合，强有力地抑制动脉硬化。其结果，能让全身的血液顺畅，解除慢性疲劳和虚冷症、颈椎病、腰痛等，防止脑梗死和心肌梗死。

六、日本药科大学教授、药学博士吉村吉博关于黑蒜的论述

黑蒜别名“黑色钻石”，正如名字，因为发酵，里面完成呈黑色。可以肯定这个熟成黑蒜因具有强有力的抗氧化能力，可以期待对癌症和“富贵病”的治疗效果。实际上，恢复健康的患者也很多。

黑蒜以很好的营养成分和抗氧化能力，强有力地防止活性氧的危害，并预防和改善高血压、高血脂、糖尿病、癌症等。

大蒜具有预防癌症等诸多效果。熟成黑蒜则被誉为“大蒜之王”。

类似果冻的口感，有酸甜的独特的风味。因酵素的影响里面完成呈黑色，所以被称作“黑蒜”。

普通大蒜的成分有：

大蒜素，大蒜味道的根源，具有驱除痢疾杆菌和寄生虫的很好的杀菌作用。对抑制血小板的集聚，预防血栓的作用也大。还有使人强壮的作用。

蒜硫胺素，分解糖质，降低血糖值，消除疲劳。

苷（葫蒜素），促进新陈代谢。具有增强体力，强壮，消除疲劳的作用。已有实验报告证明，注入苷的老鼠与没有注入苷的相比较，能多跑4倍多的距离。

氨基酸，色氨酸、亮氨酸提高自然治疗能力。

有机硒化合物，这是微量金属，排斥癌症和富贵病的元凶即活性氧的危害。

根据这些成分的效果，提高免疫力和自然治疗能力，使癌症和

动脉硬化、疲劳感、食欲不振、精力减退等病症有所好转。

有数据证明熟成黑蒜所含多酚的量是普通大蒜的10倍，抗氧化能力也是10倍，根据这个能够强有力地抑制活性氧的危害。活性氧是引起癌症和高血压、冠心病、糖尿病等的主要原因。

S-烯丙基半胱氨酸的成分也是熟成黑蒜特有的成分。它防止活性氧与坏胆固醇（LDL）相结合。活性氧把LDL变成氧化LDL，这是引起动脉硬化的主要原因。

各种氨基酸也通过熟成黑蒜大幅度增加，吸收力也提高了，从而提高了身体机能。熟成黑蒜通过很好的抗氧化能力，预防改进癌症和动脉硬化，也期待消除疲劳和强壮体质的效果。使血液顺畅，所以能改善由于血液流通不顺畅引起的颈椎病和腰痛、虚冷症等。

实际上，已有报道指出，有人服用熟成黑蒜，改进了各种症状。也有人说肿瘤没了，血压和血糖值也下降了。此外，也有人说耳鸣也治好了，其效果涉及范围广泛。

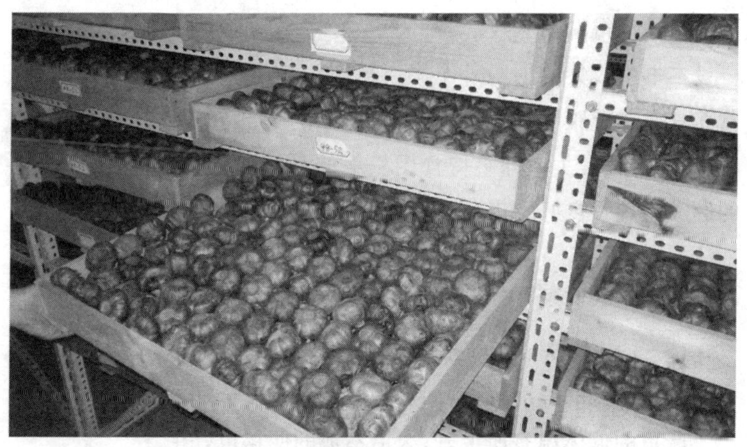

熟成黑蒜

（图片提供：loboho乐百岁）

第六章　国内外黑蒜个案探索

本章节收集了一部分个案，通过黑蒜产品的服用效果，我们可以了解到黑蒜是含有丰富营养物质成分的功能性食品，在一定程度上解决了因为营养缺失所导致的一些健康问题。正如"医学之父"希波克拉底的名言：让食物成为你的药，让药成为你的食物。也正如我们中华民族自古以来传承的药食同源健康养生理念，通过黑蒜而得以诠释得淋漓尽致。

本书中收集的国内外个案，供读者客观参考。在此强调的是，营养食品和健康的关系，是健康基石中的一部分，所有的征状的变化，离不开量效关系即坚持食用黑蒜的时间和食用量，离不开合理的健康管理及良好的生活方式，以及科学的医养结合。

一、日本个案

（一）日本 Wakasa 医学研究组提供的个案

久治不愈的虚冷症，食用黑蒜 1 个月就完全好了。

严重的低体温有所上升，久治不愈的便秘也好了。

居住在岐阜的主妇岸英美（27 岁）从小就因为虚冷症，体温在 35.5℃前后，一直为严重的便秘烦恼。

"我和姥姥、妈妈的体质一样，便秘特别严重，有一次两周都没有大便,在医院开了一些泻药解决了。”

去年9月试服黑蒜,饭后以每次1片,1日3片的标准服用。

(编者注:日本产地蒜多为华盛顿4、6瓣蒜,区别于我国常见的8～12瓣多瓣蒜,因此此文中的1片或1瓣,相当于我国的2～3瓣,以下同)

两周之后,效果出来了,每年觉得非常难过的酷暑,也不会觉得难受了,身体疲惫的感觉也好多了。1个月之后,原来35.5℃的体温也提升了。

岸女士说:“当温度计显示36.2℃时,又看一遍。大便有所好转,两个月之后每天都可以排便了。两周一直便秘,想起来都有些可怕。”

低体温好转之后,睡一个晚上,第二天疲劳感就消失了,手脚冰冷的症状也好多了。冬天每天使用的电热毯也不需要了,几乎每月都会得的感冒也不得了。

岸女士说:“也向家里人推荐了黑蒜,姥姥很高兴,因为便秘和虚冷症的病情有所改善。家里人的体质都增强了,非常感谢。”

一周改进了手脚冰冷的症状,体质也增强了。

居住在三重县的前山房惠女士(58岁,公司职员)年轻的时候开始就因为虚冷症,习惯冬天在电热毯上铺上被子睡觉。易感冒,免疫力低下,“为了改善病症,吃过能让身体暖和的根菜类,也服用过保健品,但是身体发冷和容易感冒的状况未见好转”。

前山女士开始每天早晚各吃一片黑蒜。一周之后,冰冷的手脚和腰部开始暖和起来。

前山女士说:“每年都得感冒,而且好得慢,今年夏天没感冒就度过了。觉得今年冬天不用电热毯也可以。”

过度的工作压力引起的失眠、疲劳和偏头痛,食用黑蒜之后完全吃好了。

居住神奈川县的浅野正次先生（56岁）经营一家食品批发公司，每天都很繁忙。

“到了50岁，疲惫感总也缓不过来。难以入睡，第二天起来也不清醒。或许是年龄的原因，消除疲劳需要很长的时间。”不能够熟睡就会堆积疲劳，容易出现视疲劳，特别到了晚上，感觉眼睛特别疲劳，有时坐在椅子上，揉揉眼角给眼睛做按摩。“眼睛有微微的疼痛感，有时引起偏头痛。每年夏天都感冒，感觉到体力逐渐下降了。”因为工作繁忙，身体即使不舒服也不能休息，一直处于疲劳状态，这也是感冒好得慢的原因之一。

“很早以前就知道大蒜对疲劳有效果，担心大蒜的味道会影响到工作上的交际。于是，向吃黑蒜的熟人咨询了。熟人告诉我，现在有加工成粒状的方便服用的黑蒜食品。我就立即订购，早晚各服一粒。大约服用一个月之后，能一口气睡到早上。早上起来也特别精神，感觉不到疲劳。”没有再因视疲劳引起偏头痛，看文件也轻松多了。夏天也没得感冒，炎热的夏天过得非常舒心。也没像往年一样进入初秋就感到疲倦。最近身体一直都不错，服用黑蒜由每日两粒减到早上服用一粒。有疲劳感和感觉疲倦时，晚上再多吃一粒。这样，第二天体力就能完全恢复。”

因为工作上的应酬经常要喝酒，浅野先生笑着说，“觉得酒量也大了，是不是吃了黑蒜的原因呀？”

（二）日本岐阜　佐桥邦博（55岁，公司职员）

血糖值超过了200毫克/毫升，服用黑蒜3个月就恢复到正常值。每天能早起，并且不感觉疲惫。

3个月前开始吃熟成黑蒜。我烦恼的真正原因是血糖值高。体检发现血糖值一直在上升，最高达到过200毫克/毫升（正常值是70~109毫克/毫升）。

血糖值高容易疲倦，起居也不好。早上起来倦意仍在，一整天都懒得动一动。

不愿意去医院，也不愿意吃药，想用自己的方法降低血糖值。这时候朋友向我推荐了熟成黑蒜。最初，服用时的感觉是大蒜独特的味道不是很大，还方便吃，这样也不用太在意味道。1 天吃 1 片就可以，但是吃习惯了，每天就吃 3 片，即早中晚各吃 1 片。

食用黑蒜在短时间内就见效了。说实话，本以为跟普通大蒜的效果没什么太大的区别，没想到食用第一天就显现出效果了，睡醒后很清醒，身体也觉得轻便，可以从早上开始投入工作，感觉不到疲劳，不知不觉一天就过去了。

在这几年里身体一直都保持很好的状态。因为没有尝试别的治疗方法，所以确信这是黑蒜起的效果。前几天，进行了健康检查，血糖值彻底降到 95 毫克/毫升。没有其他问题，血糖值又达到了正常值，真是非常高兴。

也希望烦恼于高血糖值的所有患者都尝试服用 。

（三）日本三重县松阪市骨科院　本正医生

三年前因为血压高而烦恼，吃黑蒜一个月后，血压平稳，基本上恢复正常。

大幅度降低血糖值

本正医生近三年的血压和血糖值偏高。

本正先生的收缩压为 180 毫米汞柱（正常是要低于 140 毫米汞柱），舒张压为 150 毫米汞柱（正常要低于 90 毫米汞柱）。确诊为高血压病，空腹血糖值为 120 毫米汞柱（正常应低于 110 毫米汞柱）。

本正先生一直都坚持喝 wupplement（营养辅助食品），但血压一直未能降下来。

本正先生第一次服用黑蒜是去年 9 月。最初的一个月一天吃了 7 ~ 8 片。

同年 10 月 30 日复诊，收缩压为 140 毫米汞柱，舒张压为 88 毫米汞柱，血压正常，血糖值100毫米汞柱。本正先生向来自己诊所接受诊断的患者推荐了黑蒜，其结果跟自己一样，患者反映血压大幅度地降低了。

(四)日本三重县津市　坂本纪美(66岁)

降低血压，消除疲惫感

坂本纪美在自然风景旅游区里经营一家鱼料理店。50岁以后，血压升高，近年收缩压为180毫米汞柱，舒张压为100毫米汞柱。

坂本女士从去年10月份开始试服黑蒜。服用黑蒜一个月之后，血压收缩压为140毫米汞柱，舒张压为88毫米汞柱。

坂本女士说，以前血压高时心情不好，提不起精神，没办法全身心地投入工作。

坂本女士还笑着说："现在好了，每天都精神饱满，真有些不敢相信。收缩压也降到140毫米汞柱。今后要继续服用黑蒜，精力要更加充沛。"

(五)日本三重县　田中(79岁，送报员)

田中先生因膝盖疼，刚想放弃从事多年的送报员工作，病情却不可思议地恢复了，他现在又可以继续从事原来的工作。

去医院也治不好的膝盖疼痛

我今年79岁，45岁开始就一直从事送报纸的工作。幸运的是，这数十年来一次感冒也没有得过，很健康。

但是今年冬天，膝盖疼，腿抬不起来了。去医院打过止痛针，也吃过药，但是一点不见好转，我想送报纸的工作不得不辞掉了。

由于膝盖疼，得拖着腿走路，附近的大哥向我推荐了熟成黑蒜。他说熟成黑蒜能改善血液循环，或许也能治好膝盖痛。

我马上去购买了熟成黑蒜并吃了3片。感觉还挺好吃的，当作茶点吃也不错。不但没有味道，效果也非同一般。第二天，不可思议的是膝盖的痛减轻了很多,腿也能抬起来了。后来每天都吃2~3片熟成黑蒜。膝盖的状态明显有所好转,不知不觉中忘记了自己正受膝盖痛的折磨。食用黑蒜一个月后,膝盖不疼了。

幸好吃了黑蒜,现在膝盖完全没有问题。如果能保持这个状态,还能继续从事送报纸的工作。并且,不仅膝盖不痛了,和以前相比,精力也充沛了,我想这也是熟成黑蒜的效果吧。

(六)日本岐阜　福田弘民(78岁,个体经营者)

在心脏肥大和心律不齐的双重影响下,对于死亡我已有精神准备了,但没想到,竟然奇迹般地活过来! 也有精力想打高尔夫球了!

从20岁开始,我就有心脏肥大和心律不齐的毛病,不知什么时候会发作,总是忐忑不安。

发作的时候,胸就像被绷紧了,呼吸困难,非常痛苦。真是没有任何办法,只能在家人的陪同下前往医院。这样的情况不知重复了多少次。当然也在吃药,但根本治不好,随着年龄的增长,状况更加恶化。今年夏天,我脸色发青,明显感觉精力和体力都衰退了,对于死亡已经有了精神准备。家人和朋友都认为我"什么时候去世,都不奇怪"。平时在家连起来床都感觉费劲,根本不想出去,就想躺着,然后不知不觉睡着了,每天重复着这样的生活。还没有食欲,一天比一天衰弱。体重减轻了,意识模糊不清的时候也比较多。

1个月前偶然知道黑蒜的神奇,据说能使内脏器官运转正常,使血液流通活跃,对心脏也很好,就试着食用。刚吃黑蒜的时候有些不安,但是知道比普通蒜营养价值高,所以就安心地服用了。

我每天吃1片。味道比想象得要好。半个月就见效了。脸上变得红润有光泽,人也有精神了,浮现出和以前不同的精神状态,来看望的人都为我的变化感到惊讶。

随着身体的逐渐康复,心情也越来越好。慢慢地也会出去散步了,和别人谈话也觉得非常开心。

一直都没去打的高尔夫球,最近也想打了。

吃完第二天,大便就好多了。

从20岁开始,就因为便秘烦恼很多。一周一次大便就已经不错了,严重的时候20天都没有大便。便秘时,胃感觉膨胀,特别不舒服。实在忍受不了了,就吃了一次便秘药,但是可能是体质过敏,效果特别不好,总上洗手间。本来就不喜欢吃药,从那以后就更不想吃便秘药了。

在3个月前了解到黑蒜并开始服用了,整个人发生了很大的变化。第一次吃完熟成黑蒜2片之后的第二天早上,排解大便很舒畅,这样排大便不就是正常了吗?

我确信黑蒜可以将我从多年便秘的痛苦中解脱出来了,决定把黑蒜当作常用蔬菜来食用。从那以后,每天早上饭前吃2片。与普通蒜不同,黑蒜没有味道,早上吃也不用担心。当然,每天早上都有大便,身体状态也很好。

可能是因为解决了便秘,体内积蓄已久的废物很顺利地排出去了,体重也轻了。3个月内从60千克降到57千克(身高162厘米),很轻易地减掉了3千克,看起来苗条了,也可以享受时尚了。

我还烦恼于高血压和虚冷症。即使吃了降压药,收缩压是180毫米汞柱,舒张压是130毫米汞柱。因为血压高容易引起动脉硬化,所以我非常担心。

黑蒜能使血液很好地流动,减轻心脏的负担。继续服用黑蒜,是不是也能降压,这是非常期待的。实际上,最近血压也有过120毫米汞柱的时候,非常期待今后的血压值。

关于虚冷症,也有好消息。现在,夏天不穿袜子也可以了。

(七)日本三重县　南和良(46岁)

吃了黑蒜,脑梗死恢复了!三天就能动手腕,五天胳膊就可以抬起来了!向朋友推荐了黑蒜,朋友食用黑蒜后治好了子宫肌瘤、瘊子,特别激动!

每天坚持服用黑蒜1~2片。

我们母子二人同时服用黑蒜已有一年三个多月了。当时因脑梗死病倒的母亲,状态非常不好,手腕和胳膊不能动,疼得一直在叫,只能微微动一动下半身,口齿也不清。之后每天都坚持服用黑蒜,如果是小粒就服用两片,如果是大粒就服用一片,居然奇迹般地恢复过来了。

母亲食用黑蒜的第三天,完全不能动的手腕居然能动了,虽说有些慢。服用后的第五天更让人惊讶,不仅是手腕,胳膊也能开始抬起来了。连大夫都瞪大眼睛说:"真是恢复得很快呀。"

之后,母亲身体渐渐好转,手麻木的感觉也没有了。经过康复治疗,出院的时候已经可以大步走路了,现在说话也没问题。本以为会留下后遗症,没想到治疗得很彻底,真是很太好了。已经没法停止服用黑蒜了。

即使扭伤,腰也不疼!

我从2016年前开始,就烦恼于腰疼。不说每天一阵一阵的疼痛,就是一年扭伤一次,也能感觉到剧烈的疼痛。疼痛会维持两周,一旦平静下来,没等忘记疼痛,又复发了。一直重复着这种状况。

服用黑蒜之后,确实感觉到腰变轻了,一阵一阵的疼痛感也没有了。扭伤或搬重东西的时候,也不会不定期地感觉到疼痛。

母子俩亲身体验之后,把黑蒜推荐给了朋友。

有位女性朋友说:"食用黑蒜后,子宫肌瘤没有了。"还有朋友据说扁桃体总是浮肿,用后浮肿也消失了。也有朋友笑着说,手背的瘊子没有了。

(八)日本神奈川县　矶崎泰郎(72岁)、若江(69岁)

黑蒜是战胜癌症的助手!到目前为止丈夫的癌症已经基本痊愈,状态良好!血糖值由400降到110,大大地改进了病情!白发也变得乌黑了!

丈夫每天过量饮酒,肝癌恶化了。

在去年,丈夫的体重突然减少,一整晚地流鼻血,肩和背部疼痛。去年年末,通过医院的检查,发现丈夫得了肝癌,癌细胞已经扩散。医院建议接受外科治疗,于是反复进行了检查。主治医生说他的肝脏肿大,大概只能维持3个月。今年手术摘除了80%的肝脏并摘除了胆囊。术后坚持定期复查,CT检查证实癌转移到了肺部。于是马上使用抗癌剂,但是丈夫很难忍受,所以使用一周不得不停止了抗癌剂的使用。

大概在丈夫停止使用抗癌剂时,就让他食用黑蒜。食用黑蒜一段时间之后,他的身体明显好转,脸色红润,老年化的湿疹也好多了,头发变得有光泽了,偏头痛和颈椎病得到缓解,身体也不觉得疲惫了。丈夫感觉一下变年轻了。

这种状态一直持续到今年8月,到医院复查时发现丈夫的肺癌痊愈了。大夫说:“是抗癌剂起作用了吧!”但是我们确信“绝对是因为吃黑蒜而使肝癌痊愈的”。

之后我们把黑蒜当作常用蔬菜来食用。在10月接受CT检查时,癌细胞没有转移,术后的肝脏功能也逐渐恢复。大夫告诉我们,“如果是这个状态,过正常人的生活没问题”。

严重的时候升到400的血糖值也降到了110,虽在饮食上控制油和盐的量,但是能维持这样好的状态,还是因为吃了黑蒜。

(九)日本三重县　大内正一

服用黑蒜治好了高血压、糖尿病、脂肪肝!向朋友推荐了黑蒜,朋友服用后头发长出来了,精力也恢复了!

6年前妻子因患癌症去世,加上工作压力大,不注重养生,又有精神压抑,每天少不了烟和酒,健康状况一直特别不好。经确诊,患有高血压、高血糖、脂肪肝。

3年前在医生的指导下开始服用降压剂，但是血压一直不平稳。

后来每日服用黑蒜2头，坚持3个月之后接受健康检查。不可思议的是吃药也没有降下来的血压，由150毫米汞柱前后降到近130毫米汞柱；125的血糖值也降到90，脱离了患糖尿病的危险区，也不觉得疲劳，每天精力充沛。脂肪肝也好了，血脂、血糖全部恢复正常。

对黑蒜的效果有了把握之后，我向朋友们推荐了黑蒜。朋友们食用黑蒜后，取得了很好的疗效。比如使用抗癌剂头发脱落的60岁女性，食用黑蒜之后，头发长出来了。

还有57岁的男性体内脂肪减少了。此外，有位67岁的男性，以前减弱的元气恢复了，夫妻生活也很圆满。也有人肝功能正常了。

我让86岁的母亲也服用了黑蒜。果真有显著效果，中性脂肪和胆固醇恢复到正常值了。还有活力也恢复了，有时很愉快地出来拔拔草。

(十)日本三重县　片桐良平先生(80岁)

每次吃黑蒜后，抽筋的现象不再出现，可以熟睡了！

父子俩的脚气改善了很多，脚底发痒的症状也减轻了！

五年前开始吃黑蒜，朋友对我说吃黑蒜“对维持健康是很好的哟”。

黑蒜和普通的食品比较，抗酸化的效力特别强。不需要在特定的时间食用，想吃的时候就吃一片。

一吃黑蒜，身体马上就会热起来。

我从很久以前就开始苦恼于几乎每晚出现的抽筋现象。睡觉时，剧痛突然像是传遍全身一样，只能干等着疼痛减轻，一点办法都没有。可以睡个安稳觉的日子也很少，睡眠不足状态一直持续着。

开始吃黑蒜大约一周以后，抽筋再也不出现了。再也不用担心疼痛,每天都可以熟睡了。

当初,不知道这是黑蒜的效果,只是觉得不可思议,太奇怪,但是除了吃黑蒜以外,生活上没有其他一点变化。

我每月去医院检查一次身体,如今 80 岁的我,血糖值、中性脂肪全部都是正常值。

另外,平常两三天排不出便的便秘毛病,在吃了黑蒜三天以后也解决了,每天可以正常排出大便了。

身体的疲劳感也没有了,早晨开始到傍晚六点,每天穿着雨靴在作坊工作。比起 70 多岁的时候更加精神,工作也不再觉得辛苦了。黑蒜使我的身体变得年轻,更加有活力。

我的儿子也爱吃黑蒜,他说他的脚气好了。

其实我也曾有脚气,这是因为一直穿着雨靴在作坊里工作,脚长期被捂的缘故。

两个人开车时一脱了雨靴,脚气那种特有的臭味蔓延在车内,臭得让人受不了。还有脚底有时候脱皮,有时候会抓挠瘙痒的脚。

也不知道什么时候,我和儿子两个人的脚气都好了,臭味也消失了,也不再脱皮了,也不痒了。绝对是因为黑蒜的杀菌作用。

现在,黑蒜成了我们生活中不可缺少的一部分,如果没有了的话,总觉得生活上缺了点什么似的。

今后,我们父子俩还会食用黑蒜来维持健康的。

二、新加坡个案

女性,13 岁。自小患有遗传性湿疹,定期去医院求诊已达 8 年之久。主治医生甚至已经不再愿意为她开药,因为药的成分中包括一种会损害肝脏的物质。每次看病都要花上 200 新加坡元左右。自 2009 年 7 月黑蒜在新加坡上市之后,患者开始尝试服食黑蒜。慢慢的,手部、脚部及身体多处的红色块状已逐渐消除,效果真是神奇。

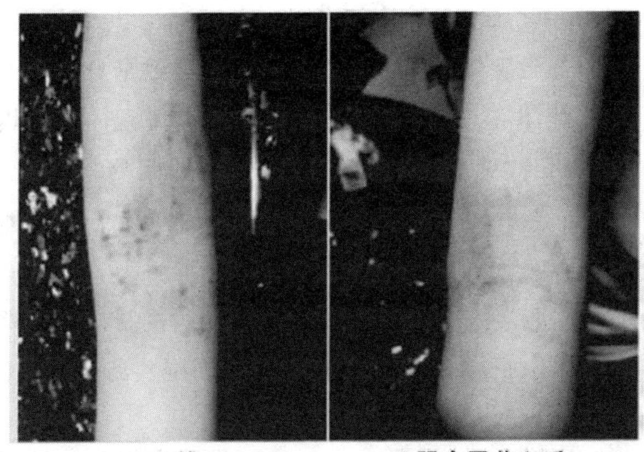

▲之前　　　▲服食黑蒜之后

男性，80岁。胃口不好，便秘，银屑病，手脚上的皮肤有红色鱼鳞般的块状生成。多年来找了许多皮肤科医生治疗，经常敷药膏也不太有效，几乎绝望，感觉不会痊愈了。经服用黑蒜后，在短期内胃口就好转，排便也顺畅了，难看的斑块逐渐消失，双腿变得光滑，银屑病也逐渐好转。同时，黑蒜降低了体内胆固醇含量，并且其女儿的痔疮也治好了。强烈推荐有皮肤病的朋友尝试服食黑蒜。

三、国内个案

例1：男性，55岁，工程师，1993年因多食、多尿、消瘦，在中山医科大学一附院住院，诊断为2型糖尿病。患者平素嗜食肥甘厚腻，缺乏体力锻炼。医生嘱患者早期以运动疗法为主，口服二甲双胍、格列齐特等降糖药控制血糖，效果不理想。至2003年，因血糖控制不理想，再次于中山大学一附院住院调整降糖用药，改用胰岛素皮下注射以控制血糖水平。经调整后，血糖水平控制在8.8～12.6毫摩尔/升之间。患者自1993年发现糖尿病至今，体重由原来的90千克降至55千克。

从中医的理论上来讲，该病属中医的消渴病范围，患者舌质淡胖,苔白腻,诊其脉象,六脉均细,独右关脉弦数。患者平素嗜食肥甘厚腻,容易导致脾气亏虚、痰浊内蕴,从而导致全身气机不调,脾阳受损,阳不化津液上承咽喉,故有口干多饮;脾湿内蕴化热,胃阳亢进,消谷善饥,故见多食;阳气不下纳于肾,肾阳亏虚,膀胱气化不利,故见多尿;气机不畅,气血不循行于经络,血不营于四肢肌肉,故见消瘦。

从西医的理论上来讲,2 型糖尿病的发病机制,目前研究认为跟 INS 分泌缺陷、肝糖(HGO)输出增多和周围胰岛素抵抗(IR)等因素有关。

2008 年年底,患者开始服用黑蒜头,10 天后,口干、饥饿感、疲乏等症状明显好转,面色由原来的萎黄色慢慢变淡,变白,血糖水平波动在 6.6 ~ 9.0 毫摩尔/升;在服用黑蒜头 40 天后,开始停止胰岛素皮下注射治疗,只服用口服降糖药瑞易宁,口干、饥饿感、疲乏等症状完全消失。

例 2:女性,68 岁,深圳人,2008 年 11 月因腹痛便秘、大便变形 3 个月余在当地医院就诊检查,确诊为大肠癌晚期。CT 平扫及增强提示,癌肿已向肝脏及淋巴结转移。在当地医院行化疗 3 个疗程后,面色苍白,神疲乏力,腹胀纳差,脱发,全身皮肤萎黄无泽,生活无法自理,大小便失禁。当地医院已告知其家属继续治疗效果仍不理想,预后不良。患者于 2009 年 1 月开始服用黑蒜头,1 个月后,精神渐渐好转,大小便无失禁,纳可,腹胀缓解,未再继续脱发,面色苍白较前好转。服用黑蒜头 4 个半月后,患者神志清,精神佳,面色正常,稍感乏力,腹胀已完全消失,胃纳佳,化疗后脱发处已完全恢复。

大肠癌属于中医的"脏毒""肠覃""锁肛痔""癥瘕""下痢"等范畴。祖国医学认为忧思抑郁,脾胃失和,湿浊内生,郁而化热;或饮食不节,误食不洁之品,损伤脾胃,酿生湿热,均可导致湿热下注,浸淫肠道,肠道气血运行不畅,日久蕴蒸化为热毒,血肉腐败故见腹痛腹泻,便中夹有黏液脓血或为便血,湿、毒、痰、淤、凝结成块,肿块日益增大,肠道狭窄,出现排便困难,病情迁延,脾胃虚弱,生化乏源,气血亏虚,或由脾及肾,还可以出现脾肾阳虚,虚实夹杂,甚至阴阳离决等变化。

大肠癌和其他恶性肿瘤一样,病因尚未明确,可能和下列因素有关。

1. 环境因素:在各种环境因素中,以饮食因素最重要,大肠癌的发病率与食物中的高脂肪消耗量有正相关系。另外,也可能与微量元素缺乏、生活习惯改变有关。

2. 遗传因素:学者对肿瘤抑制基因与大肠癌发生关系进行研究发现:大肠癌的易感性与发病机制均与遗传因素有关。

3. 大肠腺瘤:根据各地的尸检材料研究发现,大肠腺瘤的发病情况与大肠癌颇为一致。有人统计,具有1个腺瘤的患者,其大肠癌的发生率比无腺瘤者高5倍,多个腺瘤者比单个腺瘤患者高出1倍。

4. 慢性大肠炎症:肠癌流行与血吸虫病的流行区域呈正相关系,一般认为,由于血吸虫而导致肠道的炎性改变,其中一部分会发生癌变。肠道的其他慢性炎症也有癌变的可能,如溃疡性结肠炎,有3%～5%发生癌变。

例3:男性,79岁,2008年7月因突发左侧肢体乏力,3天前往当地医院住院治疗,行头颅、颈椎MRA+MRI检查,结果显示右侧颈动脉见有斑块形成,双侧椎动脉狭窄,右侧内囊、双侧放射冠区多发亚急性期腔隙性脑梗死,脑萎缩,头颅MRA未见明显异常。在中山大学第一附属医院住院,期间予抗血小板凝集、改善微循环、营养神经等支持对症处理,两周开始实行康复理疗,治疗半年后,患者仍构音不清,生活自理能力差,行走缓慢,扶拐步行100米距离需用30分钟以上,大便三四日一行,小便失禁。2008年年底开始服用黑蒜头20包(120头)之后,患者构音较前清晰,生活能自理,去拐步行100米需用1分钟左右,小便已无失禁,大便每日一行。面色较前红润,有光泽,无神疲乏力,无头晕。复查MR示右侧颈动脉斑块较前缩小,双侧椎动脉狭窄较前略有改善,头颅MRA未见异常。

例4:男性,55岁,1988年5月因尿少、疲乏3月余,在南方医院住院检查,被确诊为肾功能衰竭、中—重度肾萎缩,血肌酐达到602微摩尔/升,血尿素氮达到18.9微摩尔/升。从1988年开始一直维持血液透析,从一开始的每周1次至每周3次,并等待适合自己的肾源。患者于2003年8月在南方医院行换肾手术,术后口服硫唑嘌呤以抗排斥,并出现恶心、呕吐等不良反应。神情淡漠,尿少,不善言语,面色晦暗,口干口淡,夜卧烦躁不安。平素血肌酐水平控制在410~580微摩尔/升之间,2009年1月开始服用黑蒜头,渐渐出现纳转佳、思维改善,面色红润,睡眠转佳。血肌酐水平控制在182~256微摩尔/升之间,尿量每日1000毫升左右。

例5:女性,53岁,家庭妇女,患有便秘10余年,失眠多梦,伴有口臭,面部因多次外用化妆品,而导致皮肤受损,左颧部逐渐出现褐斑,并呈扩大趋势。2008年10月开始服用黑蒜头,服用1周后,大便恢复正常,每日1~2次,睡眠好转,口臭转淡,左颧部褐斑逐渐变淡。服用两个月后,大便已经完全恢复正常,睡眠佳,口臭完全消失,面部褐斑逐渐转淡,面积逐渐变小。

例6:男性,53岁,既往有过敏性鼻炎、高血压病史,血压(160/115毫米汞柱),有高脂血症、颈椎病。患者每日清晨起床后,都要打喷嚏,鼻流清涕,伴有肩背痹痛酸软、颈部不适等症状。血清总胆固醇达到6.54毫摩尔/升,甘油三酯达到2.25毫摩尔/升。颈椎

MR 片示神经根型颈椎病。患者于 2008 年 7 月开始服用黑蒜头，1 个月后，肩颈部痹痛症状、过敏性鼻炎症状均已消失，血压降至 138/80 毫摩尔/升。血清总胆固醇达到 5.50 毫摩尔/升，甘油三酯达到 1.54 毫摩尔/升。

例 7：女性，53 岁，既往有 2 型糖尿病 8 年余，空腹血糖控制在 7.8～11.2 毫摩尔/升，查糖化血红蛋白 7.2%，心电图检查示心肌缺血（冠心病），平素有胃痛病史，电子胃镜检查示轻度胃溃疡。患者有面色苍白、心慌心悸、口干口苦、呃逆泛酸、时有腹痛等症状。2009 年 2 月开始服用黑蒜头，10 天后复查空腹血糖为 7.2 毫摩尔/升，自觉心慌心悸、口干口苦等不适症状较前稍有好转。服用一个月后，复查空腹血糖为 6.5 毫摩尔/升，查糖化血红蛋白为 6.0%，已无口干口苦，心慌心悸减轻，查心电图示为正常心电图。胃痛消失，睡眠转佳，面色红润。

例 8：男性，35 岁，公务员，因工作性质，应酬较多，饮食多肥甘厚腻，加上运动量大量减少，体重迅速增加至 105 千克，去年年底体检时发现有高血压、冠心病、高脂血症。血压可高达 165 毫米汞柱/100 毫米汞柱，血清总胆固醇达到 6.92 毫摩尔/升，甘油三酯达到 2.68 毫摩尔/升。患者自觉有头晕头胀、胸闷心慌、短气，每日下午 3 点至 5 点精神特别疲倦，嗜睡，无法正常工作，这个症状让他很苦恼。服用黑蒜头 1 周后，患者觉精神较前清爽，嗜睡症状可以控制；1 个月后，每日下午疲倦症状完全消失。复查血压为 135 毫米汞柱/85 毫摩尔/升，血清总胆固醇为 5.82 毫摩尔/升，甘油三酯为 1.75 毫摩尔/升，体重降至 100 千克。患者继续服用黑蒜头作为健康食品，坚持每天服用。

例9：女性，52岁，2008年8月起开始出现持续腹痛、阴道出血，于多处求医未能确诊。2009年3月，因病情加重，患者头晕、乏力，冷汗淋漓，在中山大学第一附属医院确诊为“子宫颈癌IIIb期并腹、盆腔多处淋巴结转移可能”，当时在中山大学第一附属医院行子宫动脉栓塞化疗术。术后阴道出血可控制，但仍有腹痛。患者既往有高血压Ⅲ级（极高危），最高可达210毫米汞柱/150毫米汞柱，伴有失血性贫血。血红蛋白为60克/升。出院后两个月，患者感觉头晕、眼花、腹痛，无恶心呕吐，无耳鸣。面色苍白、萎黄、无光泽，眼神呆滞，不欲言语。患者于2009年5月18日开始服用黑蒜头，每天3次，每次1头，配合中药调理，第三天开始阴道就排出瘀黑色脓状物，服用两周后，患者腹痛较前明显好转，面色渐见红润，且有光泽，精神可，交谈沟通积极。坚持服用20包后，复查盆腔CT示：子宫颈癌，癌肿较前缩小，未见腹腔淋巴结肿，双侧腹股沟及盆腔仍可见散在多发淋巴结肿。复查血压：137毫米汞柱/117毫米汞柱。自觉眼花、疲倦等症状较前明显好转，仍间有腹痛，阴道仍陆续可见排出瘀黑色脓状物。面色红润，有光泽，生活态度积极端正。患者及其家属很有信心战胜癌魔，继续坚持服用黑蒜头，与癌魔斗争到底！

例10：女性，46岁，长期从事网络工作，从小体弱多病，3岁时就胃下垂，10岁得过黄疸肝炎，平时食欲不振，饭量很小。由于工作劳累，营养跟不上，患了“钾低症”，开始只吃黑蒜，吃了一段时间后，饭量有所增加，后来加上黑蒜植物液，至今约半年，除了饭量增加外，长期的大便干结情况亦有好转，而且长期接触电脑，辐射的关系，她脸上长有灰色斑，嘴唇整年干裂出血，现在脸上的斑有所减退，嘴唇干裂的情况也好转，很少有出血的情况发生。

例11：女性，62岁。因2013年5月在本院健康体检彩超发现胆囊结石约3.3厘米大小2枚,胆囊壁毛糙,属无症状,无痛型。医生建议手术。随后到郑州武警医院复查确诊为结石性胆囊炎住院进行腹腔镜胆囊摘除术。当时的病检报告诊断为胆囊内壁息肉,术后医师交代病情:以后可能会出现大便次数增多,不需要治疗,若胃不舒服时可加胃药。术后至今已有14年余,每日2~3次糊状便,近3年来进食酸辣食物易出现上腹部不适,伴有反酸。加服奥美拉锉胶囊壳缓解,但仍然间断发作。7年前患左膝关节退行性病变,下楼梯疼痛难忍,间断服用氨基葡萄糖胶囊可缓解。自2016年6月24日,了解到有机黑蒜含有18种氨基酸,就毫不犹豫的开始服用,有机黑蒜1头,黑蒜营养液1瓶交替使用,3个月内,偶尔出现1次大便成型,3个月后,大便完全正常了,每日1次,胃返酸症状得到很好的控制,也不再吃胃药了。食用有机黑蒜已经1年多了,大便稳定正常,每天1次,外出旅游爬山,膝关节没有不舒服的症状。特别有劲。氨糖也不吃了。目前精力充沛,睡眠质量更好。凡遇感冒前期征兆时,可加量蒜粒及黑蒜液即可缓解。

例12:男性,63岁。因2015年6月在医院体检时发现双侧甲状腺结节,且甘油三酯增高至5.53毫摩尔/升(正常值<1.7毫摩尔/升),久服阿托伐他汀片20毫克/日效果较差。故在2016年6月24日在老伴的推荐下,开始配合食用有机黑蒜蒜粒,每天1头,黑蒜营养液1瓶/日。约4个月后,在一次洗澡中发现原左臂的一枚如绿豆大小炎性结节消失(已有1年余),仅留色素沉着。2016年12月22日在医院体检有三项指标检查结果使我感到很意外:其一,2015年彩超结果显示,双侧甲状腺囊实性结节,体积稍人,右侧大小约3.2毫米×1.6毫米,左侧大小约2.1毫米×2.5毫米,食用有机黑蒜半年后彩超对照结果:甲状腺未见异常,说明结节已消失。其二,甘油三酯由5.53毫摩尔/升降至2.21毫摩尔/升,已接近正常。其

三,颈部1年前出现少许丝状疣,渐增至数十个,未采取任何治疗措施,食用有机黑蒜4个月后停止生长且数量逐渐减少,至今已基本消失,仅有个别小疣体尚存,本人有意不做处理尚待观察。总之自食用有机黑蒜1年多的时间里,自觉大便通畅,食欲良好,睡眠香甜,精力充沛,生活质量有明显改善。

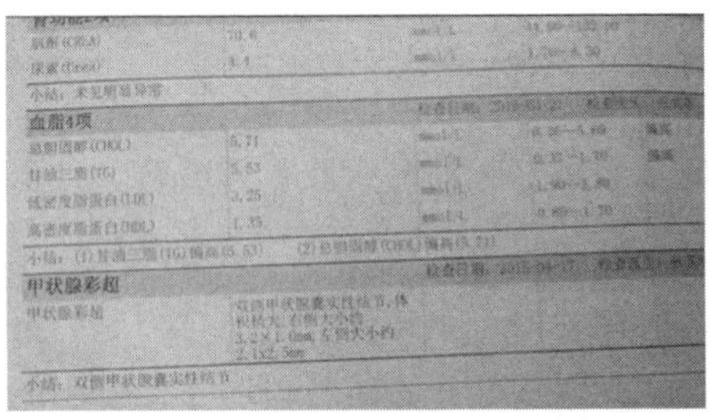

小结：未见明显异常

血脂4项

项目	结果	单位	参考值	提示
总胆固醇(CHOL)	5.71	mmol/L	[illegible]	偏高
甘油三酯(TG)	5.53	mmol/L	[illegible]	偏高
低密度脂蛋白(LDL)	3.25	mmol/L	[illegible]	
高密度脂蛋白(HDL)	1.35	mmol/L	[illegible]	

小结：(1)甘油三酯(TG)偏高(5.53) (2)总胆固醇(CHOL)偏高(5.71)

甲状腺彩超

甲状腺彩超	双侧甲状腺囊实性结节,体积较大,右侧大小约3.2×1.0mm,左侧大小约2.1×2.5mm

小结：双侧甲状腺囊实性结节

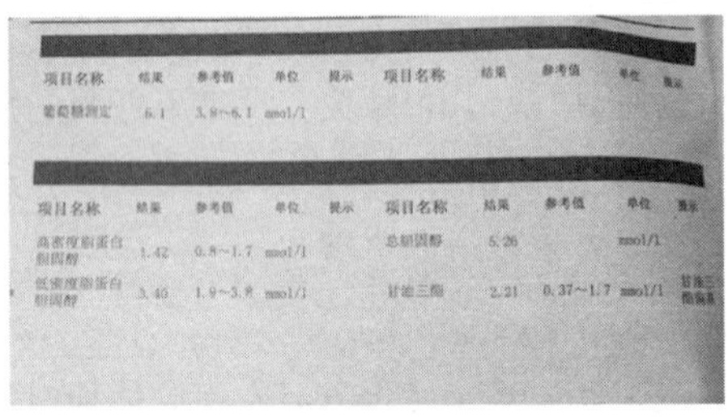

项目名称	结果	参考值	单位	提示	项目名称	结果	参考值	单位	提示
葡萄糖测定	6.1	3.9~6.1	mmol/l						

项目名称	结果	参考值	单位	提示	项目名称	结果	参考值	单位	提示
高密度脂蛋白胆固醇	1.42	0.8~1.7	mmol/l		总胆固醇	5.26		mmol/l	
低密度脂蛋白胆固醇	3.46	1.9~3.8	mmol/l		甘油三酯	2.21	0.37~1.7	mmol/l	甘油三酯偏高

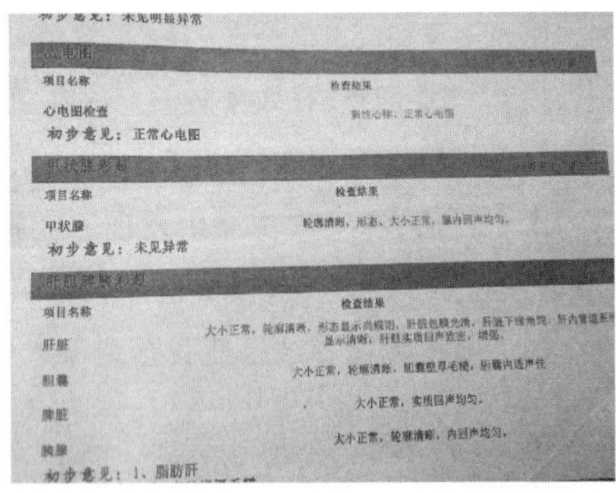

初步意见：未见明显异常

心电图

项目名称	检查结果
心电图检查	窦性心律、正常心电图

初步意见：正常心电图

甲状腺彩超

项目名称	检查结果
甲状腺	轮廓清晰，形态、大小正常，腺内回声均匀。

初步意见：未见异常

肝胆脾胰彩超

项目名称	检查结果
肝脏	大小正常，轮廓清晰，形态显示尚规则，肝脏包膜光滑，肝脏下缘角钝，肝内管道系统显示清晰，肝脏实质回声密密，增强。
胆囊	大小正常，轮廓清晰，胆囊壁尚毛糙，胆囊内透声佳
脾脏	大小正常，实质回声均匀。
胰腺	大小正常，轮廓清晰，内回声均匀。

初步意见：1、脂肪肝

例13：女性,52岁。许多年前的一次病毒性感冒让我留下了咽喉炎的病根,每患感冒必咳嗽,而且都要医生开红方子的药才能压下，再后来没感冒也咳，频繁咳嗽且越来越严重，几乎两三分钟就要咳一次。上班的时候，人没进门，咳嗽声先到，同事们就知道是我来了。后来红方子药也不管用了。2013 年 12 月开始吃有机黑蒜，每天早晚 2 次，1 次半头。本意是提高免疫力，没想到奇迹发生了，吃了 1 个多月的时候，发现困扰我 8 年的咳嗽好啦；吃了 3 个月的时候，关节不僵硬了，原来冬天上下楼梯关节疼痛时要扶着墙走，现在走路也很轻松了。总结我吃黑蒜营养液和有机黑蒜身体发生的变化有以下几个方面：①咽喉炎不咳嗽了；②膝关节不痛不僵硬；③冬天嘴唇不起皮干裂；④白发少了许多变黑；⑤不容易感染感冒；⑥甘油三酯降下来了。自去年 12 月食用黑蒜至今，已有 2 年了，自感效果极佳，身体炎症类的一些故疾（咽喉炎、关节上下楼梯痛）已慢慢消除。

例 14：男性，38 岁。我平时喜欢唱歌，也是某合唱团业余歌手。因声音嘶哑难受，于 2016 年 3 月 27 日行喉镜检查，检查提示为右侧声带白色斑块。声带白斑为声带黏膜上皮角化增生和过度角化所发生的白色斑块疾病，多见于成年男性，与吸烟、嗜酒、喉慢性炎症及维生素 A、维生素 B 缺乏等因素有关。声带白斑常被认为是癌前病变，与喉癌发病有关，虽发展缓慢，数年后有可能癌变，但声带白斑为癌前病变，又无特效药物治疗，所以一经诊断，可以采用手术方法切除声带白斑，但医生告知容易复发。我了解到黑蒜有杀菌、消、炎抑制癌症的作用，即开始服用有机黑蒜头，每天早晚各半头，6 月起增加每天 1 支黑蒜营养液。至第二次于 2017 年 1 月 18 日行喉镜检查，提示为声带充血肿胀，而白斑已经消失不见。真是高兴啊，我终于放下心了。

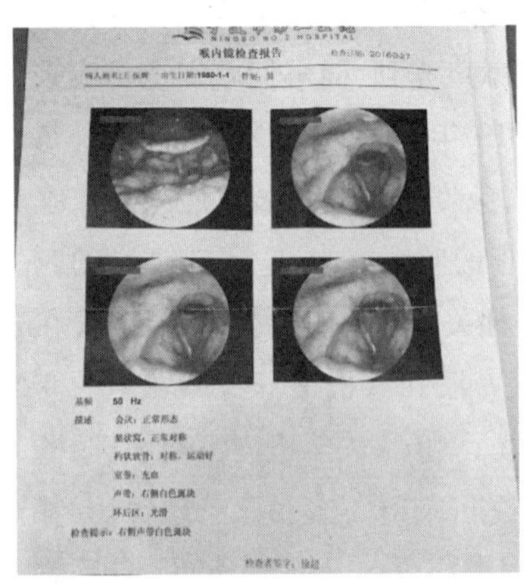

喉内镜检查报告

基频 50 Hz

描述 会厌：正常形态

梨状窝：正常对称

杓状软骨：对称，运动好

室带：充血

声带：右侧白色斑块

环后区：光滑

检查提示：右侧声带白色斑块

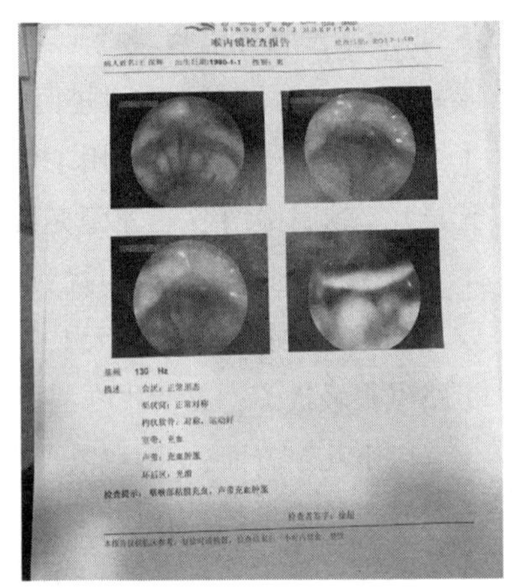

喉内镜检查报告

基频 130 Hz

描述 会厌：正常形态

梨状窝：正常对称

杓状软骨：对称，运动好

室带：充血

声带：充血肿胀

环后区：光滑

检查提示：咽喉部粘膜充血，声带充血肿胀

例 15：男性，87 岁，老伴 77 岁。我们两个是 2016 年 6 月 25 日开始使用有机黑蒜，结果通过坚持服用，让我们受益匪浅，身体越来越好。我把用产品使用前后的情况列表如下：

先生		老伴	
用前	用后	用前	用后
3～4 天 1 次大便	每天 1 次	血压 150 毫米汞柱	140 毫米汞柱
两腿皮炎创伤	光滑	22 点上床，两小时睡不着	22 点上床，10 分钟入睡
长期左边偏头痛	完全消失	30 多年脚气顽疾	完全消失
感冒咳嗽循环不断	完全消失	期前收缩每分钟 8～9 次	基本消失
腿小肚抽筋	基本消失	一年四季脚跟裂口	完全消失
满头白发	黑发 90%	耳鸣脑鸣常发生	完全消失

经过有机黑蒜的调理，免疫力得到很大的改善。以前我老伴走路 200 米就得休息，现在爬 500 米的山，中间都不用休息

例 16:女性。腿上因为湿疹(不确定),发炎,伤口一直朝外出水,无法愈合,而且很痒,睡觉都睡不好。在医院住了两个星期,吃药,吊水,涂药膏,花了 1 万多元,效果不佳。后用有机黑蒜皮煮水洗伤口处,且用有机黑蒜皮泡水喝,10 天左右就得到很大的改善。

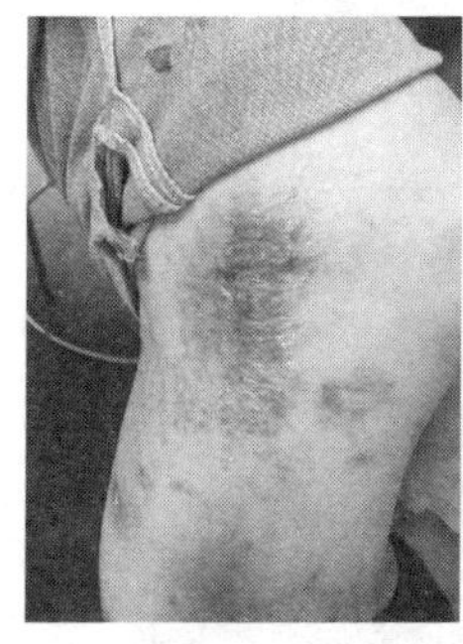
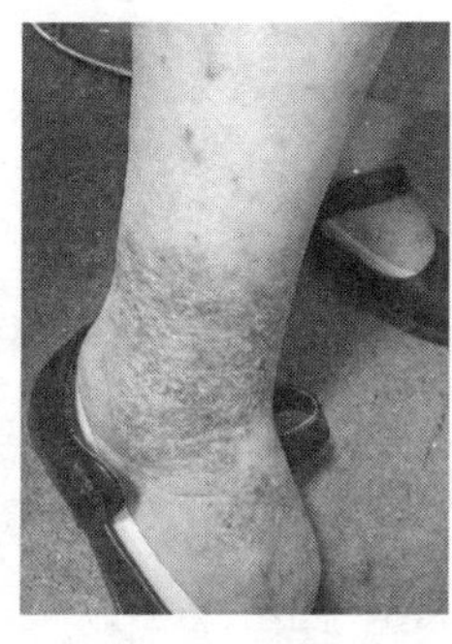
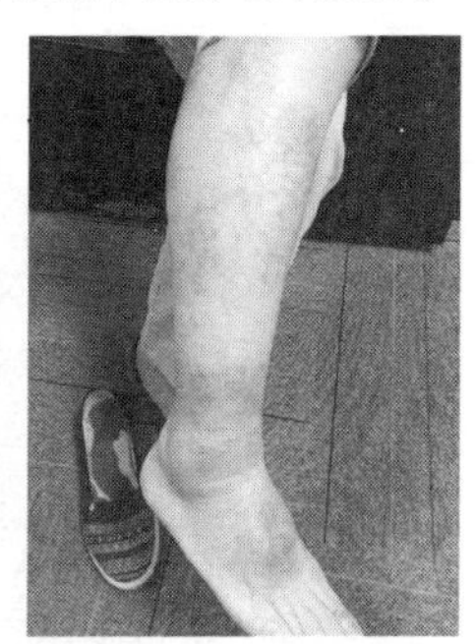

例 17:女性,14 岁。出生的时候是剖腹产,不幸被羊水呛到后留下很多后遗症,比如先天性免疫功能低下、很容易感冒、过敏性荨麻疹、慢性湿疹(平时用手乱抓,抓得乱七八糟,还有出血),便秘也非常严重。后来食用有机黑蒜,才吃 1 个月的时间,症状就开始减轻,脖子、腿、肚子上的湿疹好了很多,手和肚皮上皮肤也变光滑了,恢复得很好。晚上经常惊觉和失眠也改善了很多,尤其免疫力增强了,现在就算感冒了也很快就能好。便秘以前非常严重,好多天才大便一次,且又干燥又粗,经常堵塞马桶。吃了黑蒜以后,现在大便正常,非常通畅,就连手上的倒刺没有了。

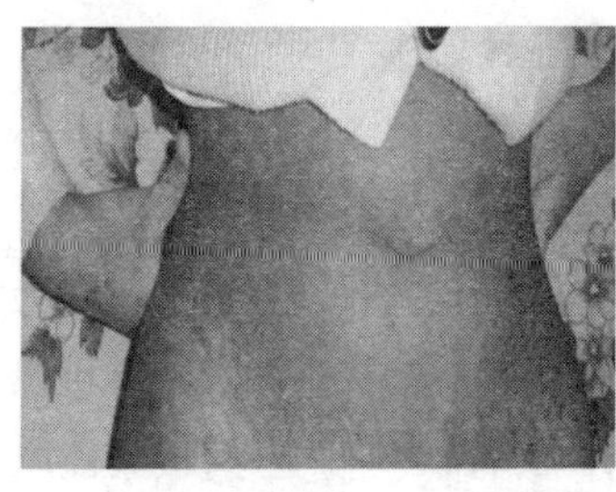
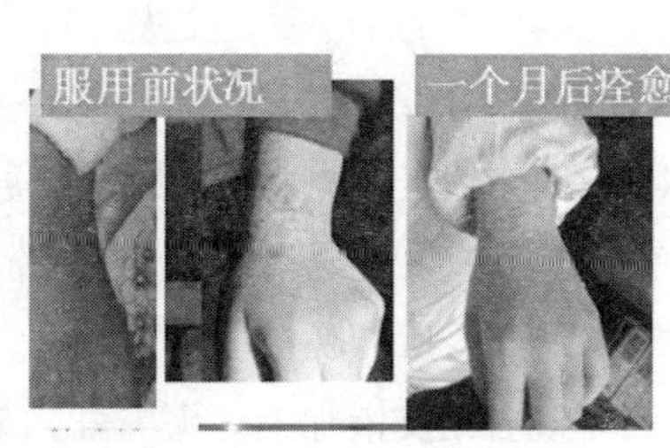

例 18:女性。多年的糖尿病患者,吃有机黑蒜之前血糖一直控

制不住，食用有机黑蒜后差不多三个月，血糖变得非常平稳，而且不用忌口了；也因为有机黑蒜中的SOD成分对活性氧自由基有很好的抑制作用，手背上老年斑逐渐淡化，脸部皮肤也越来越光滑了。

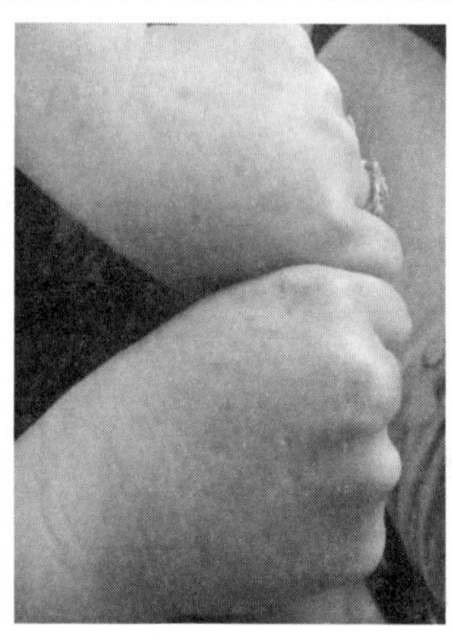

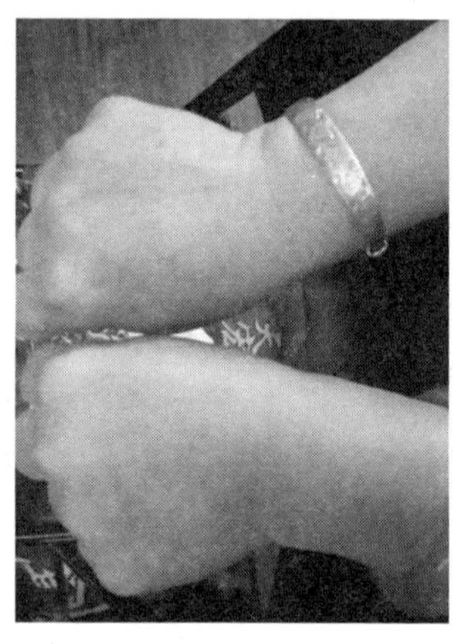

例19：女性，72岁。多梦，手癣，放射性肺炎气短。先生，77岁。脑梗，湿气重、便溏严重、沾便池水冲不掉，小便泡沫多。女士服用黑蒜和黑蒜营养液后，自觉睡眠质量、血脂血糖值正常了，老毛病有所好转。夜里不常做梦了，手癣症状明显减轻，皮肤变光滑红润，膝关节疼痛减轻，走路爬楼也有力量了。先生服用黑蒜后，体内湿气明显减轻，现在大便成形，无便溏了，过去小便有很多泡沫，现在没有了。

例20：女性，70岁。丈夫，74岁，脑血栓后遗症，生活不能自理，长期卧床不运动，每天吃得很少，一顿饭只能吃六分之一个馒头，不喝水，因为怕老上厕所不方便，排便也不好，一解大便肛门就流血，晚上睡不好，一晚起夜四五次，经常半夜睡醒就坐起来发呆。因为要照顾老伴，所以晚上也睡不好觉。自从用上黑蒜营养液和有机黑蒜（早晚各一支液加上一头黑蒜），老伴的胃口明显变好，饭菜能吃大半碗，也爱喝水了，老嚷嚷着要喝水，晚上起夜次数变成一两次，现在排便也不流血了，老伴睡得踏实了，我也能休息好了。我服用黑蒜也有很神奇的效果，有一天晚上吃完饭后突然胃特别疼，喝了两支黑蒜营养液，一会就不疼了，对肠胃显效快。

例21：女性，58岁，血糖高且不稳，血瘀。了解到发酵大蒜——黑蒜的神奇妙用，我很感兴趣，药食同源的大蒜，会带来这样诸多的好处，让我很想试服一下。服用后第一个感受就是睡觉好了，早上起床后浑身解乏、轻松了，特别是腿不像以前灌了铅一样沉重了，排气排便特别通畅。我每年冬季都要找中医去调血淤，最明显的现象是舌下有两条黑紫黑紫的道子，很粗，特别明显，吃了黑大蒜以后这两道子变细了、变没了，说明黑蒜给我排毒排湿很明显。有了明显的变化后我的信心更足了！我是多年的血糖不稳的病人，皮肤特别易感染，平常靠吃一些蒜素、香蒜一类的保健品来防止严重感染，用上黑蒜后我一天两支黑蒜营养液，多瓣有机黑蒜一头，独头蒜若干，今年8月体检，我的低密度脂蛋白是3.85，到11月底我服用黑蒜三周的时间，指标降到3.53，这期间我没吃降脂药，只吃了黑蒜系列产品。另外最高兴的是我的血糖平稳了，以前血糖一直不稳，到医院医生都发愁，空腹血糖动不动就10个单位，为了控制血糖，我严格遵照规律吃东西、规律运动的原则。服用黑蒜期间我有两天出去学习，生活规律破坏了，吃东西也乱了，我想我的血糖一定又乱了，从这天起我连续几天测的血糖值都在5.7～8之间，我真不敢相信自己的眼睛，不规律的生活和运动后血糖还能控制在10以下，而且连续几天都是这样下降平稳！

例22：女性。左耳朵疼有一段时间了，我自己觉得是鼓膜发炎，有时候打个哈欠都疼，只能按着耳朵让它不那么疼，想着下周一定到医院看看去，结果周六我吃上黑蒜营养液和独头蒜，含服营养液让它通过黏膜吸收,周一我的耳朵一点也不疼了,也不用去医院了,我觉得黑蒜的消炎效果真是太好了。另外我神经衰弱了十几年,每天都要服安定,现在睡眠有了改善,每隔三四天才服一次安定,失眠的情况有了很大的改善。

例23:女性。前两个月老感觉嘴干,胃疼,去医院检查,发现有浅表性胃炎,幽门螺旋杆菌超标,吃了有机黑蒜营养液(早晚各一支)之后,胃不疼了,嘴也不干了,胃口变好了,吃饭也吃得香了,觉得太神奇了。另外原来有耳鸣,耳朵老嗡嗡叫,吃完黑蒜再也不耳鸣了,复查结果显示幽门螺旋杆菌指标也正常了,觉得黑蒜改善了体质,给我带来了很大的帮助,身体逐渐走向好的方向了。

例24:女性,65岁。失眠多梦、健忘头晕、腹胀便秘。服用有机黑蒜5天时间,起夜次数减少,睡眠质量增加了。头晕次数也减少了,大便很通畅,不怕冷,浑身有劲。没想到才吃几天的时间,效果就这么明显。

例25:女性,72岁。心脏病,咽炎,失眠多梦。每天早晚吃两头独头黑蒜。吃完黑蒜将近一个月时间,胃口变好了,饭量变大了,消化能力增加了,浑身有劲,不怕冷,睡眠质量比以前好多了,入睡快,大小便很顺畅,便秘、便溏现象基本没有了,而且咽炎没有再犯了,感觉特别好,很舒服。

例26:男,26岁。2018年4月4日经量子检测前列腺与心脑血管分析报告显示,前列腺增生、前列腺钙化、前列腺炎症指标均超标,尤其是前列腺炎症指标超出正常值3倍多,血液黏度、胆固醇结晶、血脂、血管阻力、心肌血液需量、心肌耗油量、左心室喷血阻抗都超标。经服用有机黑蒜营养液并同时服食有机多瓣黑蒜,3 周后复查,除心肌耗氧量以外,前列腺与心脑血管指标全部恢复至正常值范围。

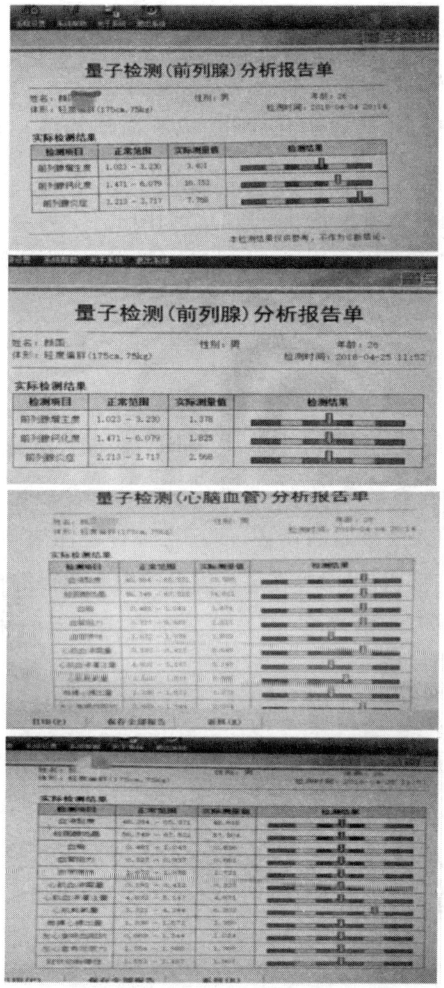

那么,为什么黑蒜头可以使患者的血糖水平得到有效的控制呢?

首先我们来认识大蒜这种常见的食物。中医认为,大蒜性温,味辛辣,入脾、胃、肺经,具有行气滞、暖脾胃的功效,用于治疗饮食积滞、脘腹冷痛、泄泻痢疾等。

(一)防治心血管疾病

1. 大蒜中的一些含硫化合物(以下简称蒜精)可以降低血胆固醇。

2. 蒜精有使血管松弛、降低血压的作用。

3. 蒜精具强力抗血栓活性,对于心肌梗死、动脉硬化及静脉瘤皆具有令人满意的防治效果。

(二)对抗细菌及病毒

蒜精具有广效杀菌作用,对 EB 病毒、疱疹病毒、天花病毒及唇疱疹等,在高剂量的情况下具有阻断 HIV 病毒繁殖蔓延的作用。

(三)天然的抗氧化剂

自由基对人类细胞的伤害,使它与各种慢性病画上等号,与癌症的发生更是密切;医学界在癌症患者体内所测得的自由基浓度永远比一般健康人高出许多,而抗氧化剂则是消除自由基最直接的解药。

(四)有助于防治糖尿病

蒜精可以抑制某些葡萄糖的生成酵素,有助于肝脏中与葡萄糖代谢作用相关的酵素之作用,使血液中的三酸甘油酯浓度下降。

(五)缓解眼压过高

蒜素可有效降低眼内压。

第七章　巧用黑蒜,健康养生

一、妙用黑蒜养生良方

(一)防治哮喘气管炎

△黑蒜蜂蜜汤。

取黑蒜50克捣成蒜泥,或用黑蒜酱50克,加温开水100毫升搅匀,再加入20克蜂蜜同饮。每日一剂。

俗话说得好:巧食蜜蒜,咳嗽减半;蒜汁伴蜂蜜,止咳最有力。

△陈皮15克,黑蒜50克。陈皮切碎,加黑蒜用水煎服。每日分两次服用汁水,适用于气管炎症。

△黑蒜牛肺饭。

黑蒜30克,姜汁10毫升,牛肺200克,粳米适量。将牛肺切丁,与粳米、黑蒜同煮,焖成米饭,出锅后趁热加入姜汁拌匀。定期定量食用,可治慢性气管炎。

咳嗽指肺气上逆作声,咳出痰液的病症。黑蒜能宣肺祛痰,现代药理证明,黑蒜中的蒜素和大蒜新素成分具有很强的杀菌作用,对很多细菌、病毒有杀灭或抑制作用,对大量或者长期应用糖皮质激素类药物产生的较顽固的耐药性细菌及真菌也有杀灭作用,还对心源性哮喘和肺源性心脏病所致的哮喘也有辅助治疗作用。蒜素也能刺激气管黏膜,提高气管内柱状纤毛的蠕动,起到祛痰止咳的作用。

(二)防治感冒

△黑蒜生姜汤。

取黑蒜 15 克,生姜 15 克,红糖少量。黑蒜、生姜切片,加水 1 碗,煮至半碗左右时加适量红糖调匀服用,每日睡前服用。

黑蒜生姜汤可用于辅助治疗风寒感冒。黑蒜、生姜具有很好的抑菌杀毒、祛寒散邪的作用,二者结合,增强了防病治病的功效。尤其是在季节交替时适当多吃一些黑蒜,对防治感冒十分有益。

△黑蒜植物提取液 10 ~ 20 毫升,口含数秒后,慢慢咽下,每日一次。也可将黑蒜瓣含在口腔,慢慢咀嚼咽下,然后喝温开水一杯。口含黑大蒜,感冒好一半。

△蒜姜薄荷膏。

黑蒜酱 30 克,生姜 30 克,薄荷 15 克。将此三料捣成泥,调成膏状,装瓶备用。遇感冒时取药膏适量,以纱布包裹,敷于肚脐处,以胶布固定,每日更换一次,可祛风,去感冒。

△黑蒜干粒 150 克,生姜 150 克,柠檬 3 个,蜂蜜 30 毫升,白酒 1000 毫升。一起放入白酒中浸泡,半个月后饮用,可祛风散寒解表,主治风寒性感冒。

(三)防治肺结核

△黑蒜小米粥。

取黑蒜 10 瓣,小米 50 克,白及粉 5 克。先将黑蒜瓣剥皮,蒜皮煮水至沸,将小米和黑蒜瓣一起放入蒜水中煮粥,快煮好时将白及粉调入搅匀,继续煮至粥成。早晚分两次热服,连服三个月。还可用糯米、粳米来煮此粥。

大蒜是肺结核的克星。用好黑蒜良方,适合肺结核咳嗽患者,有良好的抗结核作用,能使病灶大部分或部分吸收,对结核空洞及早期可逆性空洞有作用。

△多瓣黑蒜或紫皮独头黑蒜每天嚼食，每天 2～3 次，每次多瓣黑蒜半头；如果是独头黑蒜则 1～2 粒，将黑蒜皮煮水后待温饮用。

△黑蒜芥菜粥。

黑蒜 20 克，芥菜 100 克。芥菜用开水焯一下后切碎，与大米一起熬粥。每天早餐服用，宣肺平喘。

△黑蒜藕梨汁。

黑蒜植物提取液 20 毫升，鲜藕 500 克，梨 250 克。先将鲜藕和梨洗净榨出汁液，再与黑蒜植物提取液混合在一起摇匀，每日喝一次，对肺结核阴虚火旺、潮热盗汗、干咳无痰之症，用此方既滋阴补气，又清肺。

（四）防治痢疾

△黑蒜猪肚。

黑蒜 100 克，猪肚 100 克。将猪肚洗净，黑蒜去皮，两者加水同煮至猪肚熟烂；将猪肚捞出切成条状，再稍煮，加食盐调味。佐餐食用，能健脾补虚、解毒止痢，适用慢性痢疾。

△黑蒜金银花茶。

黑蒜酱 10 克，金银花 6 克，甘草 2 克。黑蒜酱混同金银花、甘草，用开水浸泡，可加适量糖代茶饮用，治疗痢疾疗效快。

△黑蒜三七粥。

紫皮独头黑蒜 20 克，三七 5 克，枸杞子 5 克，粳米 100 克。独头黑蒜去皮，蒜皮煮水至沸；粳米洗净后放入蒜皮水中熬粥，待粥将熟时，再将黑蒜、枸杞子、三七放入粥内，熬至粥成熟。早晚温热服食，有抗结核、治痢疾、降血压之功效。适用于急慢性痢疾，尤宜于痢下赤白脓血者，还宜于肺结核、高血压、动脉硬化者。但孕妇忌用。

痢疾是由感染痢疾杆菌引起的，以发热、腹痛腹泻、里急后重、大便下脓血为主要表现的疾病，为急性肠道传染性疾病之一。

用蒜防治痢疾，自古以来就有。唐代著名医药学家、“药王”孙思邈用大蒜治疗泄泻暴痢；明代李时珍也用大蒜治疗霍乱和冷痢。大蒜的解毒作用非常明显，临床上用10%的大蒜汁灌肠，就可以治疗细菌性痢疾、阿米巴痢疾、肠炎和蛲虫病等。

（五）防治肠炎腹泻

△黑蒜茶。

黑蒜半头去皮，茶叶30克，水一大碗，烧开后，待水温时当茶服下，每日3~4次。暖肚止下，可治腹泻腹痛。

△黑蒜猪肚丸。

猪肚处理干净，去脂膜，将去皮的黑蒜放入猪肚内，装满，封口，入锅加水煮7小时左右，使猪肚熟烂，以炒面和丸制成丸。每日服3次，每次20克，以米汤或红糖姜汤送服。可健脾止泻，主治慢性腹泻、脾胃虚弱、大便水泻、面色萎黄、神可疲乏力、胃纳差者，兼治鼓胀、肠癌。

△黑蒜酱50克，醋100克。黑蒜酱加入米醋调匀服用，治疗急性肠胃炎。

（六）缓解胃痛

△黑蒜玉米粥。

玉米面50克，黑蒜5瓣或独头黑蒜2粒切片。玉米面先熬粥，快成时，加入黑蒜瓣，再煮2~3分钟即可。坚持服食数日，对养心健胃、缓解胃痛有益。

△羊肉炖黑蒜。

羊肉200克，多瓣黑蒜1头或独头黑蒜5粒。羊肉去油脂，黑蒜去皮，一同入锅，加适量水慢炖至羊肉熟烂，调味即可。喝汤、吃肉、食用黑蒜。可用作胃痉挛疼痛的食疗方，温中和胃、解痉止痛，尤其是对胃受寒所引起的胃部肌肉抽搐、恶心呕吐、上腹疼痛，起缓解作用。

△黑蒜炒黄鳝。

黑蒜50克，黄鳝250克。黄鳝洗净，剔骨切片，加入黑蒜同炒。佐餐食用，减缓胃疼。

（七）防治咽喉炎、扁桃体炎

△黑蒜酱。

将黑蒜捣成泥或用黑蒜酱一小勺，含在口腔数分钟后，慢慢咽下。每日1～2次，连续数日，对慢性咽喉炎有效，对牙痛、牙龈炎、声音嘶哑也有作用。

△黑蒜熬粥。

取黑蒜粒5～6粒，与米一起煮成粥，每日服食3次，对扁桃体炎有效。

（八）防治鼻炎

△滴2滴黑蒜提取液入鼻中，如产生疼痛感时，用手压几下鼻翼，使得鼻孔内都能沾到黑蒜液，每日1～2次。

△取黑蒜皮3克左右煮水至沸，以蒸汽熏鼻腔；待水至温后，以棉花球签浸黑蒜皮水滋润鼻腔，7天为一疗程。于鼻炎有效。

（九）止牙痛

△取黑蒜粒或黑蒜酱，与黑枣肉一起捣成泥，贴在患处，使口水流出，可止牙痛。

△取黑蒜酱，牙痛时将黑蒜酱塞入龋齿，可杀菌止痛、消炎防腐，适用于龋齿疼痛。

△黑蒜酒。

将黑蒜（最好是采用脱水后的黑蒜干粒）浸泡高度白酒一周后，外涂，对牙本质过敏症（俗称酸倒牙）有效。

△黑蒜50克、花生米100克，一起炖熟服用，每日一剂，连服数剂，可用于慢性牙龈出血。

（十）防治水肿

△黑蒜老鳖汤。

黑蒜200克,鳖肉500克。黑蒜与老鳖一起炖,加适量白糖、白酒、葱、姜慢火细炖,分剂喝汤,每日2次。此方补虚降热,主治肝肾阴虚、慢性肾炎、轻度水肿等症。

△黑蒜煨鲫鱼。

黑蒜10瓣,鲫鱼1尾。鲫鱼去鳃、内脏,洗净,鱼腹内塞入黑蒜10瓣,用荷叶包好,放在谷糠火上煨熟食用。有强身补肾,治疗肾炎、水肿之功效。

△野鸭黑蒜汤。

野鸭1只,开膛去毛洗净,膛内装满黑蒜瓣熬汤,日取鸭肉而食,2日1次,数次见效。对肾病性水肿有效。

△黑豆黑蒜红糖羹。

黑豆100克,黑蒜、红糖各30克。将砂锅放旺火上,加水1000毫升煮沸后,倒入洗净的黑豆、黑蒜瓣、红糖,用文火煮至黑豆熟即可。每日2次,一般5~7次有效。可健脾益胃,适用于肾虚型妊娠水肿。

中医学认为,水肿是全身气化功能障碍的一种表现,与肺、脾、肾、三焦各肺腑密切相关。中医学称水肿为“水气”,亦称为“浮肿”。

(十一)防治高血压

△绿豆黑蒜汤。

黑蒜150克,绿豆100克,冰糖适量。黑蒜、绿豆同煮,待绿豆煮至开花糜烂,加入适量冰糖即可食用。每日数次,疗程不限。

△黑蒜决明茶。

黑蒜30克,草决明15克。同煮当茶饮,可常服。

△黑蒜芹菜汤。

芹菜100克,葱头5克,荸荠5个。一起加水煮汤,制成一碗的量。每日1次。

（十二）防治高血脂

△黑蒜 30 克，大米 100 克。黑蒜去皮，放入大米中一起煮粥。可化痰消脂，适用于高脂血症。

△凉拌黑蒜黄瓜。

鲜嫩黄瓜 2 条，黑蒜 3～4 瓣，调料适量。将黄瓜洗净拍打至裂，切成小段，黑蒜切碎，共同加入调料拌匀食用。可清热利水、化浊降血脂。适用于高血脂而且肥胖的人食用。

（十三）防治糖尿病

△黑蒜绿茶饮。

独头黑蒜 1 枚，绿茶 30 克。独头黑蒜去皮与绿茶一起入锅，加水 3 碗，煮沸 20 分钟即可。饮茶吃独头黑蒜，每日 1 剂。此方对高血糖、高血压有益，而且能够治痢降火、除烦止渴，适用于糖尿病、糖尿病伴腹泻。

△黑蒜猪胰汤。

黑蒜 50 克，猪胰 1 副，花粉、葛根各 30 克。将各种原料混合后用砂锅煮汤，对糖尿病患者大有益处。

（十四）防治痔疮

△黑蒜皮 3～5 克，煮水至沸后，待水温，睡前用黑蒜皮水清洗肛门处。可用较小黑蒜瓣 1 瓣，塞至肛门处。每日 1 次，1 周为 1 个疗程。

（十五）防治男科疾病

△黑蒜脱水干粒 150 克，枸杞子 100 克，50 度以上陈酿白酒 2500 克。黑蒜脱水干粒和枸杞子同时放入白酒浸泡，泡半月后服用，每天 1 次，每次饮酒 50～100 克两即可。

△多瓣黑蒜 2 头，虾仁 250 克。炒锅入底油，猛火煎炒虾段，待熟时放入黑蒜、调料，当菜肴食用，对阳痿早泄、精少不育有益。黑蒜中的蒜素可以提高男性精子数量，刺激雄性激素的分泌。虾仁具

有补肾、益精、壮阳的功效，对肾虚下寒、阳痿不起、遗精早泄、精液量少等有良效。

△黑蒜焖羊肉。

将黑蒜与羊肉一起焖，佐餐常食，可补阳升精、强肾壮阳，改善阳痿、早泄。

△黑蒜黄连液。

小檗碱 40 毫升，黑蒜提取液 40 毫升。将两者混合，一起用水稀释后对患者实行灌肠，每天 1 次，每次 3 ~ 5 分钟，12 次为 1 个疗程。黑蒜中的蒜素和小檗碱有较强的杀菌消炎作用，通过灌肠，直接导入前列腺病灶，有独特的治疗之效。

（十六）防治妇科疾病

△隔蒜灸。

将黑蒜切成薄片，艾柱适量。人仰卧，将黑蒜片放在膻中穴上，用艾柱在黑蒜片上灸 5 ~ 7 壮，至局部皮肤微红即可；再让患者坐起，取患侧田宗穴，以左手固定患者肩部，右手拇指尖做分筋样的推压拨动，手法稍重，使局部产生酸痛感，连续左右拨动 6 ~ 7 下为 1 次，反复拨动 3 ~ 5 次。如此 1 日 2 次，3 日为 1 个疗程，主治急性乳腺炎。

著有《集验背疽方》的南宋医学家李迅发明了“蒜钱灸法”，即将大蒜切成铜钱厚度的热灸疗法。

△黑蒜、鲜橘皮、红糖各适量，一起用水煎分服，连服 3 ~ 5 日，主治闭经。

△黑蒜 4 头，可连皮切片水煮，趁热熏洗外阴部，主治滴虫性阴道炎。

△长期服用适量黑蒜，可以大大提高受孕率。

△苍耳子黑蒜蛋。

多瓣黑蒜 1 头，苍耳子仁 7 粒，鸡蛋 2 个。苍耳子仁捣碎，黑蒜去皮捣成泥,与鸡蛋调匀入锅炒熟,佐餐食用,辅助治疗乳腺炎。

△黑蒜干粒、白酒各适量。将黑蒜干粒浸泡在白酒中15天后,每日就寝前少量服用,主治更年期综合征。

(十七)防治类风湿性关节炎

△黑蒜瓣100克,葱根100克,花椒60克。加水适量,共煎汤熏洗患处,每天3~4次,主治类风湿性关节炎。

(十八)改善失眠

△每日晚饭后或者睡觉前,吃黑蒜2~3瓣,或独头黑蒜1粒,有益于改善睡眠。

△黑蒜提取液,就寝前含服,每日1次,每次10毫升,同时服用适量温开水,有助于改善睡眠。

△黑蒜切片,艾柱适量。将黑蒜片放在脐周围,上面以艾柱点燃灸之,每次1~2柱,每日1次,主治神经衰弱。

(十九)防治小儿疾病

△黑蒜菜根汤。

在"百日咳"流行期间,独头黑蒜2粒或多瓣黑蒜5~6瓣,白菜根30克,白糖少许,一起煎汤当茶饮。每日服用1~2次,有助于预防"百日咳"。

△取黑蒜2瓣,捣成泥或直接用黑蒜酱,贴于足心,对小儿肺炎咳嗽和小儿急性喉炎之呼吸困难有益。

△陈醋黑蒜糊。

此法用于小儿流行性腮腺炎(痄腮)及一般痈肿。陈醋、黑蒜酱等份。将陈醋与黑蒜酱捣匀成糊状,敷于患处,每日1~3次,现捣现敷,直至炎症消退为止。

△取黑蒜酱20克,加白糖20克,开水500毫升,至水温,每次2匙,每日1剂,分3次服用。3~6岁每次1匙;3岁以下,每次半匙。

△黑蒜陈皮浆。

黑蒜酱 50 克,陈皮糖浆 30 毫升。将黑蒜酱(也可用黑蒜粒,捣烂成糊),用 20 毫升温开水过滤,每 10 毫升黑蒜汁中加入凉开水 50 毫升,再加入 20 毫升陈皮糖浆,摇匀服用。对小儿厌食症有效。

△金樱子黑蒜煮鸡蛋。

金樱子 10 克,黑蒜 10 克,鸡蛋 1 个。先将鸡蛋放入用金樱子、黑蒜熬好的水中煮熟,剥去蛋壳后再煮 3 分钟,喝汤吃蛋。每天坚持 1 次,孩子夜间遗尿毛病即可见好。

(二十)防治皮肤病

△黑蒜 5 克捣成泥或黑蒜酱,生姜如拇指大 1 块。将生姜磨成泥,加黑蒜泥一起,反复擦拭头皮,3 天 1 次,最好在就寝前擦拭,连续擦拭 3 ~4 个月,主治早生白发。

△黑蒜液涂于赘瘤处,每日涂 3 ~4 次,主治寻常疣。

△黑蒜泥、酒精各适量。将黑蒜泥放在酒精中浸泡,1 周后将浸泡液倒出,用脱脂棉球蘸液涂患处,每日 2 次,主治扁平疣。

△大枫子煮黑蒜。

大枫子 30 克,黑蒜 15 克。将两种原料一起捣成泥,加水同煮 5 分钟,取熬好的汁水,涂抹在患处,对荨麻疹有效。

△将黑蒜皮适量煮水,待水煮开后加适量冷水至温烫,浸泡脚 30 分钟,每日 1 次,可消除脚气。同样方法,可将黑蒜皮水用毛巾浸泡,趁热敷于湿疹皮肤患处,每天 1 次,7 天为一疗程,可祛风除湿、消除炎症。

(二十一)防治肝病

△花生米 125 克,大枣 10 枚,黑蒜 30 克。将花生米泡后,同大枣同炒,加水和黑蒜煮至烂熟。每日 1 剂,分 3 次服用,适用于肝硬化脾虚食少,可消水肿,缓解胁肋胀痛不舒。

△槟榔鳖蒜汤。

黑蒜 30 克,槟榔 30 克,鳖 1 只。将老鳖宰杀去内脏,把黑蒜槟椰同鳖炖汤。食肉喝汤，连服5次，对肝腹水有益。

（二十二）补肾

△黑蒜炖鳖肉。

多瓣黑蒜2头，鳖肉300克。将处理干净的鳖肉和去皮黑蒜粒入锅，加适量水和白糖、料酒、姜片、葱段，以慢火细炖至熟透。分剂服食，每日2次，食肉喝汤。可滋养肝肾，对肝肾阴虚、慢性肾炎、轻度浮肿等症有效。但孕妇忌食，产后泄泻不宜食用。

△野鸭黑蒜汤。

野鸭1只，开膛去毛洗净，膛内装满黑蒜瓣熬汤，取肉食之，2日1次，数次见效，治疗肾病。

△黑蒜炒虾仁。

黑蒜60克，虾中段250克。炒锅入底油，猛火煎炒黑蒜和虾段，并放入其他调料，当菜肴享用，有补精填髓功效。

△黑蒜核桃腰。

黑蒜50克，核桃仁50克，猪腰1对。猪腰洗净过沸水焯一下，切成丁同黑蒜、核桃仁一起炖烂，每天1次，坚持服用，可强精补肾。

△蓖麻蒜泥。

蓖麻籽60克，黑蒜30克。将蓖麻籽和黑蒜混合捣成泥，用细纱布包好，压成饼状，每天晚上敷在双脚涌泉穴，用纱布固定，早晨去掉，7天1个疗程，坚持可治疗慢性肾炎。

（二十三）治疗体癣、股癣、花斑癣及白癣

△黑蒜捣成泥或黑蒜酱，敷于患处，上覆纱布，以胶布固定，1周1次。

（二十四）治疗斑秃、脱发

△黑蒜捣成泥或黑蒜酱，加入甘油，调匀，每日数次，涂于患处。

（二十五）治疗灰指甲

△取黑蒜250克，老陈醋250克，将黑蒜切碎与老陈醋一起浸泡

1天即可,将患有灰指甲的手用醋泡蒜浸泡15~20分钟,坚持数月。

（二十六）治疗外科病症

△黑蒜酱适量,敷于毒虫咬伤处,主治蜈蚣咬伤、蝎子蜇伤。也可将黑蒜泥敷于毒虫咬伤处,铺艾灸之,主治蜈蚣、毒蜘蛛咬伤。

△独头黑蒜2个,麻油适量。将独头黑蒜研烂,以麻油搅匀,厚厚地贴于患处,连敷数日,主治疔疮。

△黑蒜皮、香油各适量。将黑蒜皮炒干研为细末,取香油调膏,外敷患处,主治烫伤。

△黑蒜皮煮水喝,主治小肠疝气。

△黑蒜3克,黄酒2份,烧酒1份。将黑蒜与酒混合放在碗内蒸熟,分3次服完,主治急性睾丸炎、阴囊肿痛。

△黑蒜皮适量,多瓣黑蒜1粒。将黑蒜皮煮水后,加适量冷水至水温,就寝前清洗肛门处,将多瓣黑蒜纳入肛门中。主治痔疮。

△黑蒜液、葱汁、米醋、生姜汁、米粉各适量,混合后,煎熬成膏,涂于痛处。主治肩周炎。

（二十七）治疗常见病症

△黑蒜适量捣成泥或黑蒜酱适量,牙痛时,将黑蒜泥塞入龋齿,可杀菌止痛,消炎防腐。

△黑蒜50克,花生米100克。将黑蒜去皮,与花生米一起炖熟后服用。每日1剂,连服2~4剂,治疗牙龄出血即刻见效。

△黑蒜泡酒。黑蒜与白酒比例1:10左右,10天后,每晚就寝前喝1~2小杯黑蒜酒,连服7~10天,主治耳鸣。

△用黑蒜酱敷于阿是穴,加以艾灸,对风湿性关节炎、类风湿性关节炎、痛风、网球肘、强直性脊柱炎有神奇效果。

△喝酒前喝10~20毫升黑蒜植物提取液,有助于解酒醒酒。

△黑蒜童子鸡。黑蒜100克,白童子鸡1只。鸡去内脏洗净,将黑蒜放入鸡膛内,放进盖碗隔水蒸熟。每天定时食用,可消肚胀。

△花生枣黑蒜。

黑蒜30克，花生120克，红枣10枚。花生泡后，同红枣、黑蒜同炒后加水煮至烂熟。每天1剂，分3次服用，可消浮肿，解肚胀。

△黑蒜白芥膏。将白芥子、黑蒜瓣混合捣成泥，制成膏贴在疼处，可减少痛苦。对头疼胸闷、精神不振、感觉身体笨重的患者有益。

（二十八）养生

△黑蒜玉米粥。

玉米50克，多瓣黑蒜半头。将玉米与去皮黑蒜一起熬粥。每天坚持，连服数日，对养心健胃，食疗养生有益。

△黑蒜熬稀饭。

将大米与黑蒜一起熬稀饭服用，有助于调理血脂、降血压。

△红豆黑蒜汤。

红豆适量，去皮多瓣黑蒜1头，一起熬汤。经常喝汤、食豆、吃黑蒜，可以利尿、去浮肿、消除疲劳。红豆热量低，富含维生素E及钾、镁、磷等微量元素，同黑蒜一起服用，有清热解毒、健脾益胃、抑菌消炎、通气补血的作用。

二、旅途中黑蒜的巧用

元代王祯《农书》记载大蒜“携之旅途，则炎风瘴雨不能加，食之腊毒不能害”。旅途中携带黑蒜，既可以杀菌防病，又可以补充氨基酸等物质，增加体力，不失为一种很好的健康食品。

1. 在旅途中容易晕车、晕船、晕飞机的人，可以将黑蒜瓣或者黑蒜酱，在出发前半小时敷在肚脐上，用胶布或伤湿止痛膏布覆盖。

2. 黑蒜薏明茶。取黑蒜3瓣或独头黑蒜1粒，加薏米仁和决明子粉剂少许，煮水喝。决明子可以说是我国历史上使用最早的眼药，可以清热明目、润肠通便，对于目赤涩痛、畏光多泪、头痛眩晕、目暗不明、大便秘结有功效；薏米仁有“不是珍珠胜似珍珠”之说，可利水渗湿、健脾止泻、除痹、排脓、解毒散结，用于治疗水肿、脚气、小便不利、脾虚泄泻、湿痹拘挛、肺痈、肠痈、赘疣、癌肿；而黑蒜杀菌消炎，抗病毒，入肺脾胃肝肾经。常喝此茶，可以调理肝郁气滞、脾胃失和、肾阴气亏。

3. 每日早晚各服用黑蒜 3 ~ 5 瓣或独头黑蒜 1 粒，可增加身体抗病毒、病菌能力，预防感冒和传染性疾病，同时补充氨基酸和微量元素，增强肌肉力量。

4. 巧用黑蒜酱。将黑蒜捣成黑蒜泥（酱）的好处是食用方便，适用人群多，特别是老人、孩子、孕妇，更适宜食用，更容易吸收，无须太多咀嚼。且食用方法多，无论拌菜、烧烤、调味料，还是早餐抹在面包上、夏天做凉拌面，都是相当不错的选择。特别是平时喜欢食用生冷食物的人，在生冷食物中加些黑蒜酱，既可起到消灭有害细菌，防治肠胃炎，同时又起到调味料的作用。

三、黑蒜养生食谱

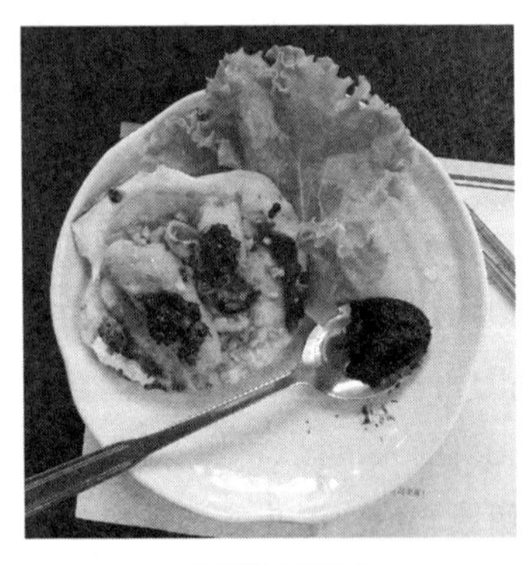

黑蒜酱烤扇贝

（图片提供 loboho 乐百岁）

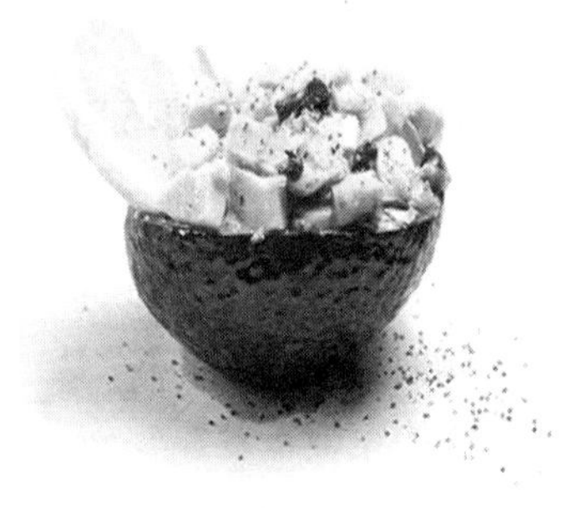

黑蒜牛油果

（图片提供 Shuyang Lu（Australia））

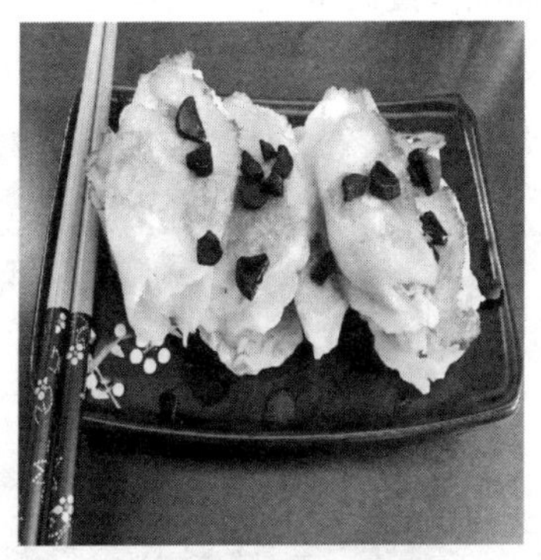

黑蒜烤米饼

【汤类】

(一)黑白蒜排骨茶

食材：排骨1千克，黑蒜1头，老蒜米5瓣，胡椒肉骨茶香料1包，油条2根，芫荽少许，水1.5升。

做法：

1. 将一锅水煮开，放入肉骨茶香料、排骨、蒜米和黑蒜(带皮)；

2. 用大火烧开大约15分钟后，把火调小，再煮差不多45分钟至1小时，直到排骨变软为止；

3. 放上油条和芫荽，即可趁热享用。

(二)黑蒜养生汤

食材：黑蒜，猪里脊，老鸡，猪瘦肉，火腿，猪脚

做法：

1. 将老鸡、猪瘦肉、火腿按照5∶3∶2的比例下锅炖制成清汤；

2. 将猪脚炖至八成熟，取出待用；

3. 将猪瘦肉切成2厘米见方的块，黑蒜剥去外皮；

4. 取一炖盅，放入黑蒜3颗、瘦肉4块，倒入清汤(已入底味)至

七分满，加盖入蒸箱大火蒸制 40 分钟，至汤色近似于咖啡色；

5. 将猪蹄放入盅中与汤一起慢炖，待熟后上桌即可食用。

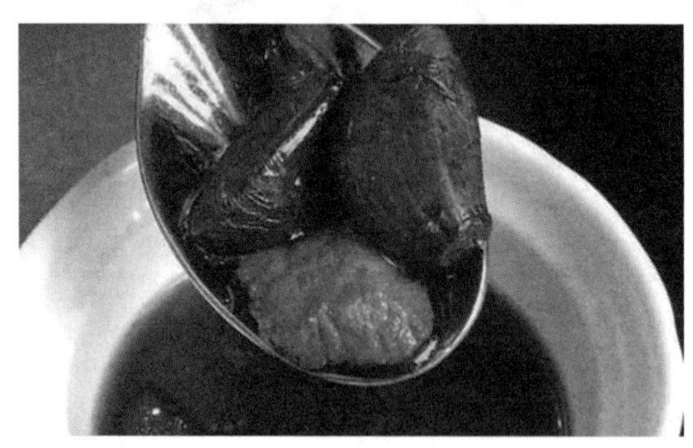

（三）黑蒜头鸡汤

食材：土鸡 1 只，黑蒜 5 瓣（带皮或不带皮皆可），党参 1 ~2 片，香菇 6 朵，枸杞和盐少许

做法：

1. 将土鸡洗净，放入电饭锅内锅（或一般炖锅），加入黑蒜头、党参、香菇、枸杞及少许盐；

2. 加水 2 升入锅中；

3. 外锅加入 2 杯水后，开始炖鸡到电饭锅电源跳起，再焖 5 分钟（炖锅炖煮 40 ~60 分钟）后，美味温补的黑蒜头鸡汤就做成了。

（四）黑蒜赤味噌金针菇汤

食材：汤大约 6 杯水，短牛排 1 磅，赤味噌 6 汤匙，黑蒜 1 头，胡椒少许，金针菇 6 条，娃娃菜，葱花、香菜少许

做法：

1. 把汤、牛排和黑蒜瓣放在压力锅中烹饪 25 分钟；

2. 把残余的牛肉取出，加入 6 条金针菇、3 片娃娃菜继续加热 3 分钟；

3. 最后加入胡椒、葱花和香菜调味，即可享用。

【主食类】

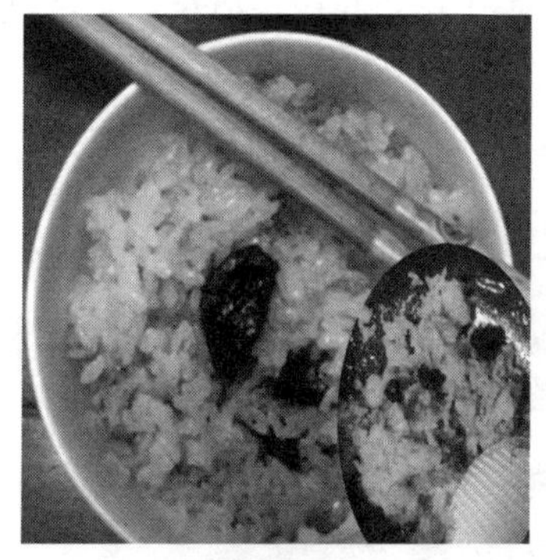

黑蒜营养饭

(图片提供 loboho 乐百岁)

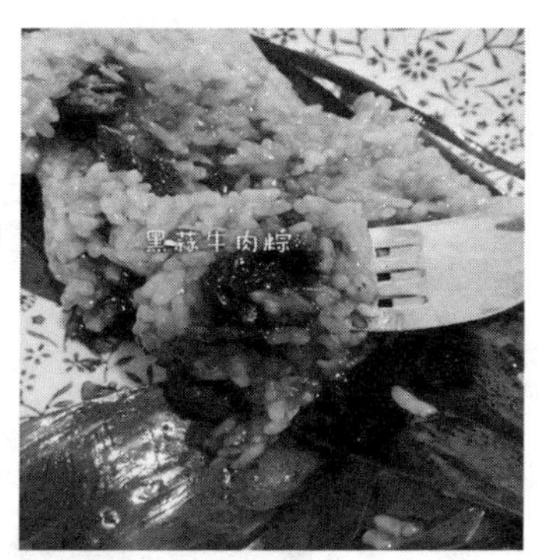

黑蒜牛肉粽

(图片提供 Shuyang Lu(Australia))

(一)黑蒜明虾藏红花面

食材:藏红花面,生去皮明虾,黑蒜,海盐,优质橄榄油,黑胡椒,法式盐花,藏红花丝,伯尔梅干酪(熟成至少 24 个月)

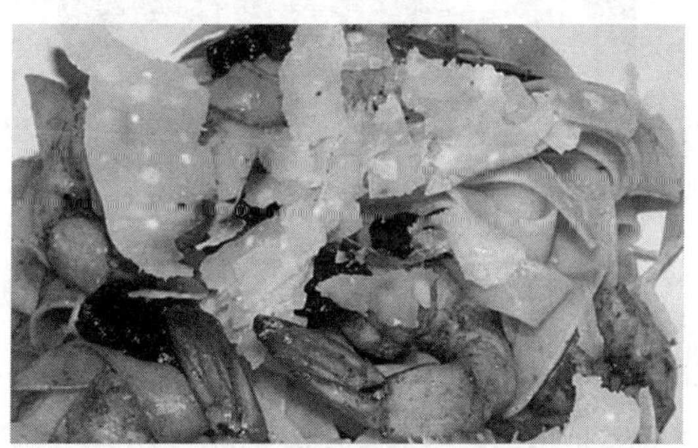

做法:

1. 在锅内加入清水、海盐、藏红花丝和面,煮至七八成熟,将水倒出,放在一旁备用。

2. 取平底锅,加入橄榄油开始加热。

3. 油热后，放入黑蒜，翻炒 1 分钟左右，放入明虾翻炒数秒。

4. 放入准备好的面条、黑胡椒、法式盐花搅拌翻炒。

5. 出锅前再放入少许橄榄油、法式盐花和切片伯尔梅干酪，即可装盘上桌。

（二）黑蒜面条

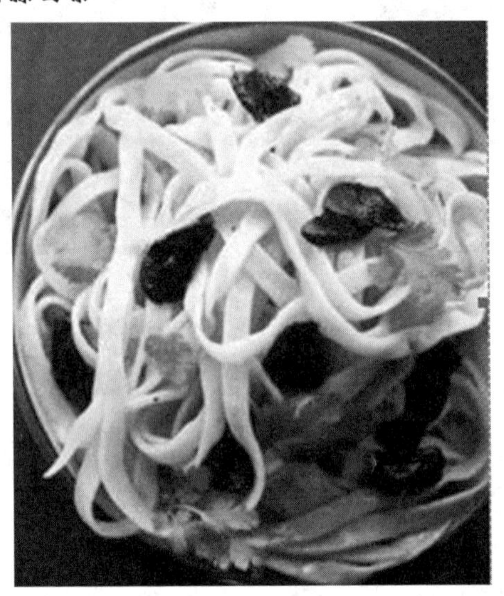

食材：干面 200 克，黑蒜瓣 8 个（切片），葡萄籽油或蔬菜油 1 茶匙，香油 1 茶匙，鱼酱或酱油 2 茶匙，切碎的芫荽叶或者香草、盐、胡椒粉少量。

做法：

1. 把准备好的煮熟的面条放在碗里；

2. 向预热好的锅里倒入葡萄籽油，然后加入切好的黑蒜，使黑蒜慢慢变脆；

3. 立即加入煮好的面条，轻轻和黑蒜搅拌；

4. 加入芝麻油和鱼酱油，煮两分钟；

5. 把面条从锅里移出，在上面放上少许的芫荽叶和香菜，加入盐和胡椒粉调味,也可以加入被水稀释的海鲜酱,以免面条干掉。

(三)意大利黑蒜面条

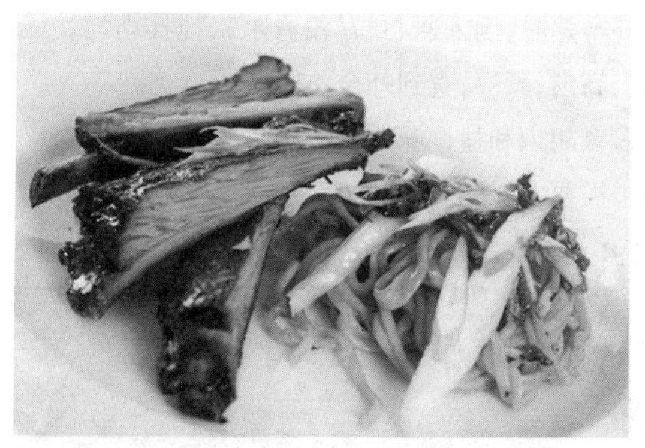

食材:意大利面条 1 份,黑蒜 4 瓣(切片),额外的大蒜油 1 勺,新鲜香料 1 汤匙(韭菜,香菜,罗勒),乳酪,盐,黑胡椒粉,红辣椒数片(可选)

做法:

1. 按照说明做意大利面条;
2. 彻底煮熟,放在一边待用;
3. 用平底锅加热大蒜油,再加入黑蒜、草药和辣椒,搅拌;
4. 将意大利面条放进锅里搅拌;
5. 放入盐和胡椒粉;
6. 加入乳酪,再加几片新鲜罗勒即可。

(四)黑蒜大虾意大利面条

食材:黑蒜 4 瓣,鲜虾 6 个,辣椒 1 个,高汤 20 毫升,干面条/意大利通心粉 180 克,橄榄油 1/2 汤匙,盐和黑胡椒,火腿 1 片(可选)

做法:

1. 虾剥皮,放在一边;黑蒜剥皮,用叉子捣碎。

2. 在锅中加入 1.8 升水,煮沸。在沸腾时,加入 1 汤匙盐,把意大利通心粉放到锅里,等待 8 分钟,直到通心粉软硬适中。

3. 同时,在锅中加热橄榄油,翻炒一下捣碎的黑蒜,然后加入切碎的辣椒,翻炒1分钟,然后加入虾。

4. 在虾半熟时,倒入通心粉(没有水),搅拌均匀。

5. 加入高汤,煮沸,直到虾全熟。

6. 加入黑胡椒和盐调味。

7. 如果需要,可加入薄火腿片装饰,趁热装盘。

(五)日式黑蒜炸猪扒

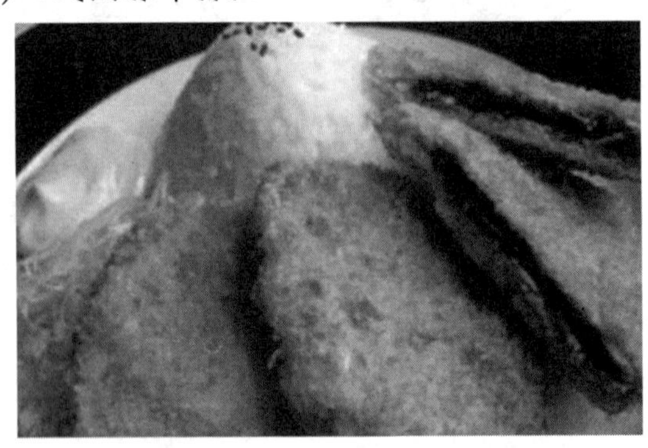

食材:猪大里脊6片(每片60~70克),黑蒜去皮(6瓣),蛋1个,面包粉150克,面粉50克,生菜60克,调味酱(椒盐,日式蛋黄酱)

做法:

1. 把猪大里脊肉切开,但不要切断;

2. 将黑蒜切碎,平均分在肉片上,把肉片对折;

3. 先沾上面粉,再沾上蛋,最后沾上面包粉;

4. 在180℃的油温下把肉饼炸成金黄色后即可;

5. 把生菜切成丝后放在盘的最底下,将炸好的肉饼放在生菜上,淋上日式蛋黄酱,香脆的日式黑蒜炸猪排就完成了!

(六)鸡蛋蛋黄酱黑蒜三明治

食材:熟鸡蛋3个,黑蒜2~3瓣(剥皮切碎),羊角面包2个,蛋

黄酱 2 汤匙,干罗勒 1 汤匙,盐和白胡椒粉各 1 撮,番茄(切片),黄瓜,生菜(可选)

做法:

1. 把鸡蛋捣碎,与盐、胡椒、蛋黄酱、罗勒混合;

2. 在冰箱里放置至少 1 个小时;

3. 把羊角面包微微烤制一下,在羊角面包上用刀子划开一个口子,然后填入一半鸡蛋蛋黄酱混合物;

4. 根据需要加入黑胡椒、西红柿、黄瓜和生菜。

(七)黑蒜土豆饼

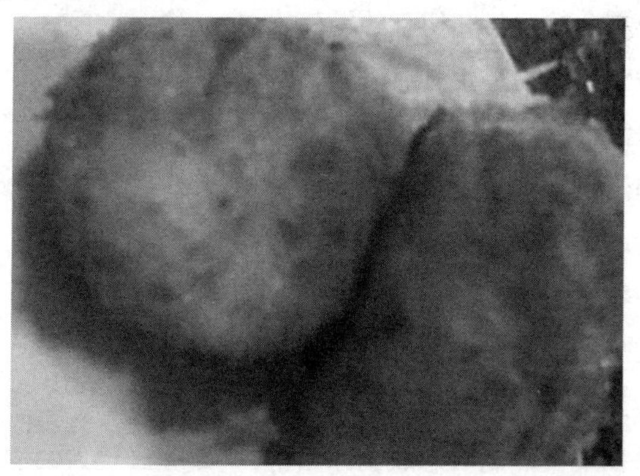

食材:中等大小的土豆 3 个(去皮),切碎的黑蒜 1 汤匙,德芙葱仔酥 1 汤匙,融化的奶油 1/2 汤匙,面包屑 150 克,盐和黑胡椒各 1 撮,玉米淀粉 2 汤匙,鸡蛋 1 个(搅匀)

做法:

1. 把土豆放在盐水中煮到软;

2. 把土豆捣碎,然后与黑蒜、葱仔酥、融化的奶油、盐和胡椒混合在一起;

3. 把土豆泥做成泥球用手拍扁,重复该步骤,直到用完土豆泥;

4. 在土豆饼上罩一层玉米淀粉,涂上蛋汁和面包屑;

5. 加热油锅，将土豆饼炸至金黄；

6. 趁热装盘。

（八）黑蒜烧卖

食材：馄饨皮 20 个，鸡蛋 1 个（搅匀），鸡肉末/猪肉末馅 150 克，黑蒜 50 克（去皮，切丁），干冬菇 20 个（切丁），虾 100 克（去壳，切丁），盐 1 汤匙，糖 2 汤匙，水 25 毫升，油 25 毫升，玉米淀粉 20 克，麻油和白胡椒粉适量

做法：

1. 把肉末、玉米淀粉和水混合在一起；
2. 把剩余的调料和切丁的黑蒜放在一起混合均匀；
3. 加上搅匀的鸡蛋，搅拌均匀；
4. 把混合物放在冰箱里腌制 10 分钟左右；
5. 用勺子把馅装到烧卖皮的中央，加入虾丁；
6. 卷起多余的烧卖皮，做成烧卖；
7. 在蒸盘上撒上一点油；
8. 把烧卖放到盘上，蒸制 8～10 分钟；
9. 趁热装盘。

如果在烧卖蒸制后想放到冰箱中，那么应放置大约 45 分钟，并转到容器里。在冰箱里可以保存 4～5 天。预热：蒸制大约 8 分钟或用微波炉加热 40 分钟。

（九）黑蒜鸡肉汉堡

食材：切成末的鸡腿肉 450 克，干面包屑 70 克（与碎肉夹饼混合到一起），干面包屑 100 克（撒在碎肉夹饼上），黑蒜 4～5 瓣（切片），面粉 3 汤匙，鸡蛋 1 个（搅匀），混合香料 1/2 汤匙（干辣椒、欧芹、碾碎的黑胡椒、迷迭香），盐 1/2 汤匙，车达奶酪 4 片，汉堡面包 4 个，卷心生菜 4 片，切成丝，西红柿 1 个（切片），一定量的软化奶油，一定量的蛋黄酱（可以选择）

做法：

1. 把切成末的鸡腿肉、切成片的黑蒜、香料、盐和面包屑混合在一起；

2. 把肉分为四份，每份重量大约100克，用手揉成球，并打成饼形，不要太厚，否则不容易做熟；

3. 罩上一层薄薄的面粉，然后涂上蛋汁和面包屑；

4. 炸肉馅饼一直到金黄色；

5. 同时把汉堡面包切成两片，涂上软化奶油，稍微烤一下；

6. 把奶酪放在一片面包上，然后放上肉饼、西红柿、生菜、蛋黄酱，最后放上另一片面包，这样重复做完四个汉堡包；

7. 与色拉和薯条一起趁热吃。

【鱼类】

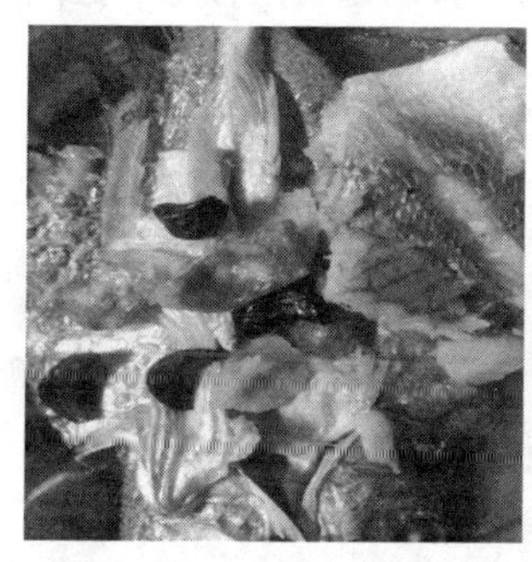

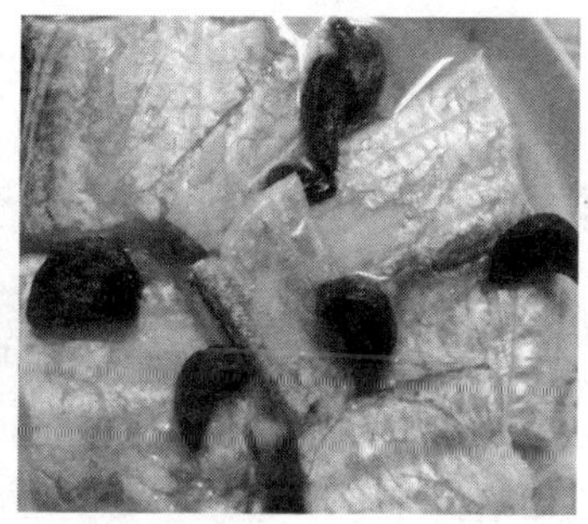

黑蒜蒸海鲜

（图片提供 loboho 乐百岁）

（一）黑蒜扇贝

食材：黄油3汤匙，大的干贝16个（比较干的），盐，胡椒粉，黑蒜3瓣（切成薄片），墨西哥辣椒粉1～2汤匙，白葡萄酒1/4杯，香醋2汤匙，新鲜香菜粉2汤匙

做法：

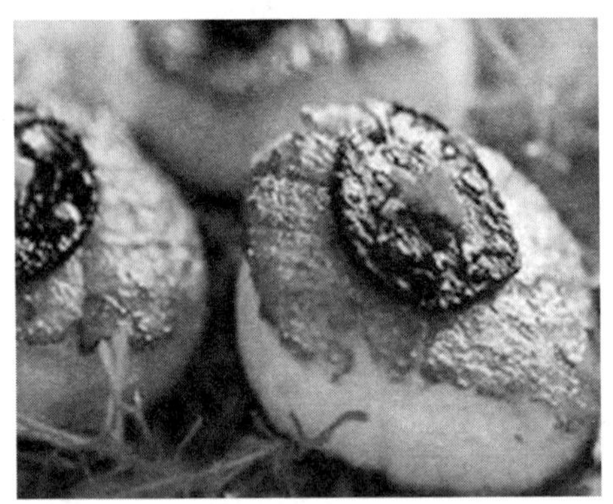

1. 将 2 大汤匙黄油放在煎锅里高温加热，然后把盐和胡椒放在扇贝上，当黄油沸腾时，轻轻把干贝放入锅里；

2. 干贝每炸 4 分钟转一次，当两边变成金棕色的时候，取出来放入大浅盘里；

3. 同样在高温热锅，倒入剩下的 1 大汤匙黄油，加入蒜片和胡椒炒香，大约 30 秒；

4. 将白葡萄酒和意大利香醋汁放入锅里，用慢火煮 1 分钟，并加入盐和胡椒调味，再加入新鲜欧芹，浇在干贝上。

（二）黑白蒜蒸鱼排

食材：鱼排 350～400 克，切碎的黑蒜 1 汤匙，蒜末 1 汤匙，麻油 1/2 汤匙，大的红辣椒 1 个（切片），生抽 1 汤匙

做法：

1. 加热油锅，把两种蒜与辣椒末翻炒一下，直到爆出香味；

2. 把鱼排放在麻油中腌制一下；

3. 把鱼排放在蒸盘上，将蒜末混合物倒在鱼排上；

4. 加入生抽，蒸制大约 8 分钟；

5. 趁热装盘，加上葱末作点缀，与米饭或粥一起食用。

【肉类】

（一）黑蒜烤牛排

食材：牛排1.2千克，黑蒜5～8瓣（切片），蒜末1汤匙，蚝油1汤匙，盐1/2汤匙，糖1/2汤匙，麻油1/2汤匙

做法：

1. 洗净干牛排（整片），去掉表面的水分；

2. 把牛排放在蒜末、蚝油、盐、黑蒜片、糖和麻油的混合物中腌制一下；

3. 把腌制后的牛排放在一大张铝箔纸上包起来，放在冰箱里，腌制一夜；

4. 把烤箱预热到180℃，然后烤制1.5小时；

5. 打开铝箔纸，在200℃烤制大约10分钟，直到表面变为金黄色；

6. 趁热装盘。

（二）黑蒜烤鸡腿

食材：黑蒜奶油1份，鸡大腿2个，白葡萄酒50毫升，高汤50毫升，柠檬2片，盐和黑胡椒，新鲜蔬菜叶（可选择）

做法：

1. 洗净鸡腿，抹干，用两撮盐腌制一下；

2. 把软化的黑蒜奶油塞到鸡腿皮下，两个鸡腿都塞完后，放在冰箱中腌制大约30分钟；

3. 把烤箱预热到180℃，同时用碗把白酒和高汤混合在一起；

4. 把烤盘放在烤架下，两片柠檬放在烤架上；

5. 把鸡腿放在烤架上，取3/4的白葡萄酒混合物倒在鸡腿上；

6. 在鸡腿上撒上一撮盐和胡椒，烤制大约25分钟，或者鸡腿上的汁已经收干，切记每10分钟用剩下的白葡萄酒混合物涂在鸡腿上；

7. 趁热装盘，用新鲜的蔬菜叶点缀。

（三）黑蒜金香鱼柳酥

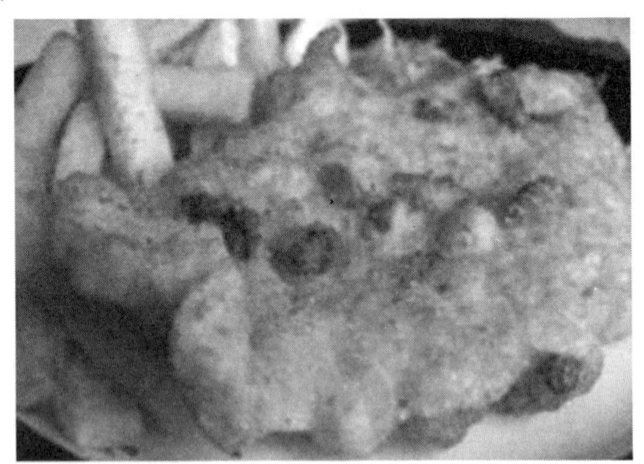

食材：黑蒜去皮（2～3 颗），鱼柳肉 1 片，啤酒 3/4 杯，油 2 大匙，椒盐和辣椒粉适量，褐色马铃薯 1 颗，面粉 3 大匙

做法：

1. 将蛋黄、油、啤酒、椒盐、辣椒粉面粉搅拌均匀；
2. 将面糊用保鲜纸包好，放入冰箱冷却 2 小时；
3. 用打蛋器把蛋白打发起泡；
4. 用橡皮刮刀把切碎的黑蒜、冰好的面糊和蛋白搅拌均匀；
5. 鱼柳沾上黑蒜面糊后，在 180℃的油里，炸至金黄色即可。

香脆薯条做法：

1. 褐色马铃薯去皮，切成条状；
2. 把马铃薯放进加入盐的冷水，开大火煮到水开，把水倒掉；
3. 煮半熟的马铃薯沾面粉后下油锅，炸至金黄色即可。

（三）扇贝黑蒜腊肠

食材：干贝 250 克，腊肠 50 克（切成细片），蒜米 5 瓣（切成细片），柠檬汁半杯，切碎的新鲜香菜 1 汤匙，切好的韭菜 1 汤匙，雪利酒 1 大汤匙，柠檬汁

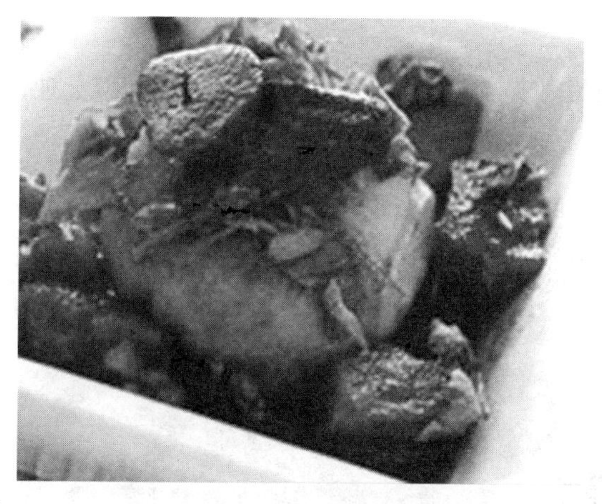

做法:

1. 用厨房毛巾将扇贝擦净;
2. 将无油的煎锅加热,煎腊肠 1~2 分钟;
3. 加入扇贝、黑蒜片快炒 4 分钟,直到扇贝熟了;
4. 将香菜和韭菜加到煎锅中;
5. 向锅里添加柠檬汁和雪利酒;
6. 加热 1 分钟;
7. 在上面放少许柠檬汁就可以了。

【菜】

(一)黑蒜肉末豆腐

食材:猪肉末 100 克,嫩豆腐 1 盒(切成 6 片),黑蒜 2 瓣,大葱 2 根,腌泡汁(猪肉末),生抽 1 汤匙,芝麻油 2~3 滴,料酒(花雕酒)1 汤匙,白胡椒粉,玉米粉 1 汤匙,调味汁(豆腐),酱油 2 汤匙,糖 1/2 汤匙。

做法：

1. 把猪肉末与腌泡汁混合到一起，放置大约20分钟；

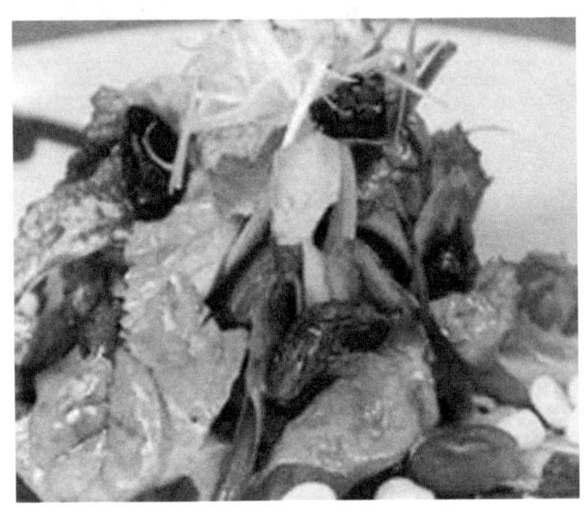

黑蒜烩秋葵

（图片提供 loboho 乐百岁）

2. 把肉末摊在豆腐上，在上面再加上2瓣黑蒜；

3. 蒸制6～8分钟，直到把猪肉末煮熟；

4. 加入调味汁，再蒸1～2分钟，直到糖开始融化；

5. 趁热装盘，并加上葱末作为点缀。

（二）山羊乳酪黑蒜茄子

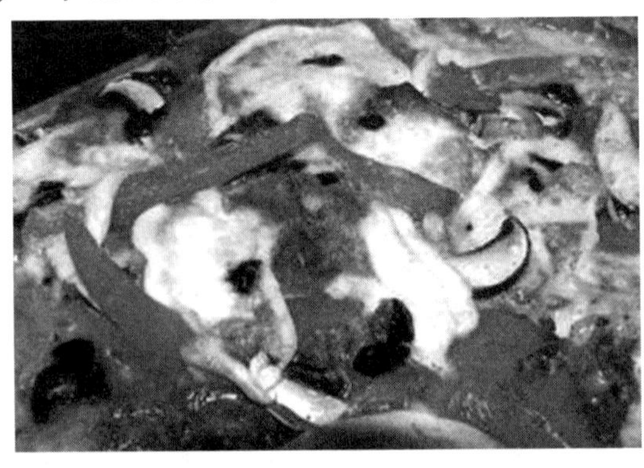

食材：长茄子 1 个，橄榄油，莳萝 1 汤勺，香菜种子，豆蔻籽和大茴香的混合调料、红椒 1/2 汤匙，焦糖 15 克，橄榄油 20 克，熏制橄榄油 15 克，白蒜 1/2 瓣，盐和胡椒粉，黑蒜 1 颗，新鲜圆形山羊乳酪 1 块。

做法：

1. 长茄子去皮，切成 8 块 1 厘米厚的小块后用橄榄油煎制、然后在茄子上涂抹混合调料、红椒和焦糖，再配以橄榄油和白蒜瓣搅拌；

2. 将其放入 65℃水中文火煮 4 个小时后捞出，在每个茄子块上涂抹上山羊奶酪并放置一些黑蒜，然后放入冰箱冷藏后即可食用。这道菜既可以作为素食开胃菜，也可以作为羔羊的配菜。

（三）黑蒜辽参

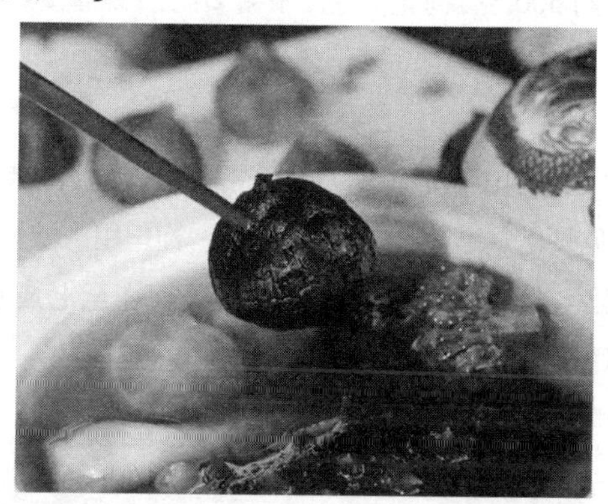

食材：辽参，独头黑蒜，瑶柱（干贝），羊肚菌，调味品

做法：

1. 将辽参和羊肚菌分别发好待用；

2. 发好的辽参提前用高汤小火煨入味，发好的瑶柱和羊肚菌纳盆，加葱段、姜片、高汤入蒸箱蒸 40 分钟入味，捞出备用；

3. 取出辽参、瑶柱和羊肚菌，一同放入清汤内小火煨 2 分钟，即将出锅时再下入 1 个剥掉皮的黑蒜；

4. 调入盐继续煨约 30 秒,起锅装入盅内,点缀飞过水的小油菜,放在白色平盘上,另摆 5 头黑蒜上桌即可。

(四)黑蒜蜜汁山药

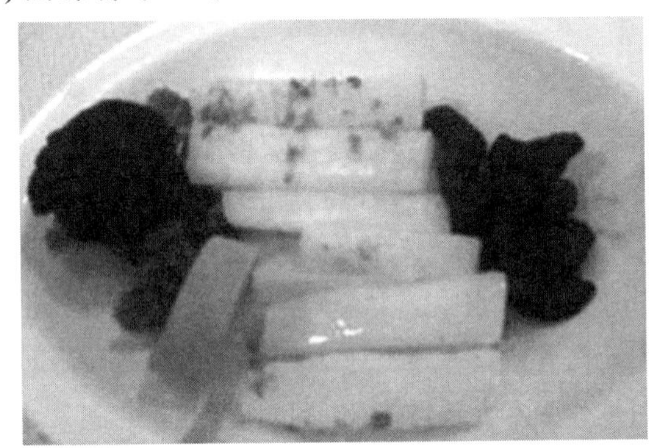

食材:山药 500 克,枸杞 3 克,冰糖 20 克,蜂蜜 50 克,水 50 克,油,黑蒜瓣。

做法:

1. 戴上手套,将山药洗净,去皮,切成 1 厘米见方、5 厘米长的长条,用水浸泡,避免氧化发黑,用之前捞出沥干。枸杞用水泡软待用。

2. 锅中放入足够多的油(能没过山药),烧至七成热时,放入山药段用中火炸至稍稍变黄捞出,沥干油。

3. 放入黑蒜瓣炒匀。

4. 将泡好的枸杞均匀地撒在码好的山药上;

5. 炒锅中加水,放入冰糖,小火烧之使冰糖完全融化,然后倒入蜂蜜,熬至开锅冒泡即可出锅,将蜜汁均匀地浇在山药上即可。

(五)黑蒜醋酥腰果

食材:黑蒜,袋装腰果,白醋,白糖,大红浙醋,盐

做法:

1. 取黑蒜 20 头,剥去外皮,下入水中烫 40 秒,捞出过凉,沥干水分放入盆中;

2. 白醋、大红浙醋、白糖、盐按照 5∶2∶2∶1 的比例调匀制成糖醋水，将黑蒜放入腌制 30 分钟；

3. 取一小碗装入油酥腰果 100 克（袋装成品，提前入炒锅干焙回酥），放入白色长盘中；

4. 在小碗周围分别用黑蒜依次摆出 3 朵“花型”（每朵以 5 瓣黑蒜拼成），并准备一长勺，在长勺中摆入几瓣黑蒜，再以花草点缀即可上桌。

【沙拉】

（一）烤香蕉夹黑蒜酱沙拉

食材：香蕉，巧克力，黑蒜泥，蜂蜜 2 茶匙，白兰地或深色朗姆酒 2 大勺，香草冰淇淋，红糖 1 茶匙。

做法：

1. 将焗炉预热至 180℃（华氏 350 度、煤气 4 度）；
2. 将黑蒜酱、蜂蜜和红糖混合在一起搅匀；
3. 将香蕉放在箔上；
4. 将香蕉纵向切开一条裂缝，然后将混合物夹在夹层中；
5. 浇上白兰地或者朗姆酒；
6. 用箔将其包裹好；
7. 把包裹好的香蕉放在烤盘中；
8. 将烤盘放入烤箱中 20 分钟；
9. 把香蕉从箔中取出，趁热放一些香草冰淇淋。

（二）黑蒜沙拉

食材：红梗菜，叶甜菜，芝麻菜，黑蒜，玉米粒，乌梅蜂蜜汁。

做法：

1. 有机红梗菜掰成大块放在盘子里；
2. 放入有机叶甜菜、有机芝麻菜；
3. 放入切开的小西红柿；

4. 将黑蒜均匀地摆开，并撒上甜玉米粒；

5. 倒入乌梅蜂蜜汁拌匀即可。

【酱】

（一）黑蒜土豆酱

食材：切成条状的蜡质土豆 3 磅，高纯度牛奶 2 杯（一半奶一半牛油的牛奶），黄油 3 汤匙，黑蒜 6 瓣，奶酪 5 盎司，盐和胡椒粉

做法：

1. 把土豆炸至松软，然后把油倒出，只余土豆在锅内；

2. 在炸土豆的同时，把黑蒜捣碎成蒜泥；

3. 在炖锅中把高纯度牛奶和黄油加热至沸腾状态. 在煮沸的情况下把其均匀地洒在炸好的土豆条上面，搅成糊状，然后加入奶酪，黑蒜泥，再根据个人口味添加适量的盐和胡椒粉。

（二）黑蒜生姜酱

食材：猪肘子 7 磅，五花肉 3 磅，黑蒜 12 瓣，切碎的鲜姜或中国南姜 6 汤匙，莫尔登海盐 3 汤匙，新鲜、磨碎的四川胡椒粒 1/2 汤匙，葡萄酒 1/4 杯。

做法：

1. 将所有猪肉都切成 1 英寸大小方块并冷冻；

2. 把黑蒜、姜、胡椒粒、盐和葡萄酒都放入食物加工器中，加工后和切成方块状的猪肉放到一起重新冷冻 3 个小时；

3. 用绞肉机加工后既可做成小馅饼，也可当作酱食用。

（三）黑蒜泥海带粥

食材：大米 50 克，海带 15 克（切碎），有机黑蒜粒 2 包（捣烂）。

做法：

大米、海带加适量水先煮，待成粥后再加入有机黑蒜泥或酱，稍煮片刻即成。

参考和援引部分书目资料

▲苏凤贤. 大蒜汁生物抑菌特性的研究. 西安:陕西师范大学,2007.

▲(日)石原秋实. 温度决定健康. 王炜译. 北京:中国轻工业出版社,2011.

▲周广勇,缪冶炼,陈介余,等. 黑大蒜贮藏中主要成分和自由基清除能力的变化. 中国食品学报,2010(06).

▲万玲琴,杨桂青,刘晓旭,等. 黑蒜治疗肝癌的研究进展. 中国保健营养·中旬刊,2013(09).

▲《黑蒜加工工艺的研究》作者安东 ,导师乔旭光,2011年6月。

▲张四清,赵嵩,闵吉梅,等. 阿霍烯(Z-ajoene)诱导肿瘤细胞凋亡. 科学通报,1998(09).

▲蓝景生. 大蒜素在心血管疾病中的研究进展. 医学综述,2002(04).

▲王倩,曾涛,丁丽华,等. 大蒜油对大鼠实验性脂肪肝的预防作用. 毒理学杂志,2007(06).

▲符晓静,孙君杜. 大蒜活性成分阿霍烯的研究概况. 食品研究与开发,2005,26(2).

▲黎霆. 大蒜书. 南京:凤凰出版传媒集团,江苏文艺出版社,2010.

▲(韩)金美利. 大蒜养生法. 严莹鲜译. 南宁:广西科学技术出版社,2012.

▲名师文化生活编委会. 巧用大蒜. 沈阳:辽宁科学技术出版社,2010.

▲(新)刘锦莲. 神奇的黑蒜. 得福食品私人有限公司,2016.

▲王惟恒,谭洪福. 妙用大蒜治百病. 北京:人民军医出版社,2013.

▲蒲建琴,冷文玉. 大蒜素治疗白血病合并症口腔炎. 前卫医药杂志,1999(02).

▲陆莺,唐志英,尤俊,等. 大蒜对急性白血病化疗后营养及预防口腔溃疡的护理干预. 实用临床医药杂志,2012(18).

▲上原义贵. 关于发酵黑蒜的主要功效. 2009.

▲王福才,武履青. 健康之本氨基酸. 武汉:长江出版传媒,长江出版社,2013.

▲李雅菲,赖雁. 大蒜素临床应用的研究进展. 成都医学院学报,2009(02).

▲吕锋,张园,孙谦,等. 大蒜素对人肝癌细胞 HepG2 的抑制和诱导细胞凋亡作用. 江苏医药,2012(23).

▲兰泓,吕有勇. 大蒜素对人胃癌细胞 BGC823 cyclin D1 和 p27 ~(Kip1)表达的影响. 癌症,2003(12).

▲贾海忠,史载祥,李格,等. 大蒜素对不稳定心绞痛血压影响的临床研究. 北京中医药大学学报,1998(02).

▲钱岳晟,徐定海,王崇行,等. 大蒜对高血压患者血脂、血糖、血压作用的临床研究. 浙江中医学院学报,1999(04).